ビーガン食の栄養ガイド

Going Vegan for Beginners

パメラ・ファーガソン 著
井上太一 訳

緑風出版

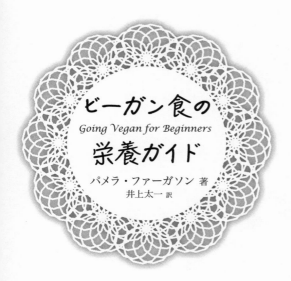

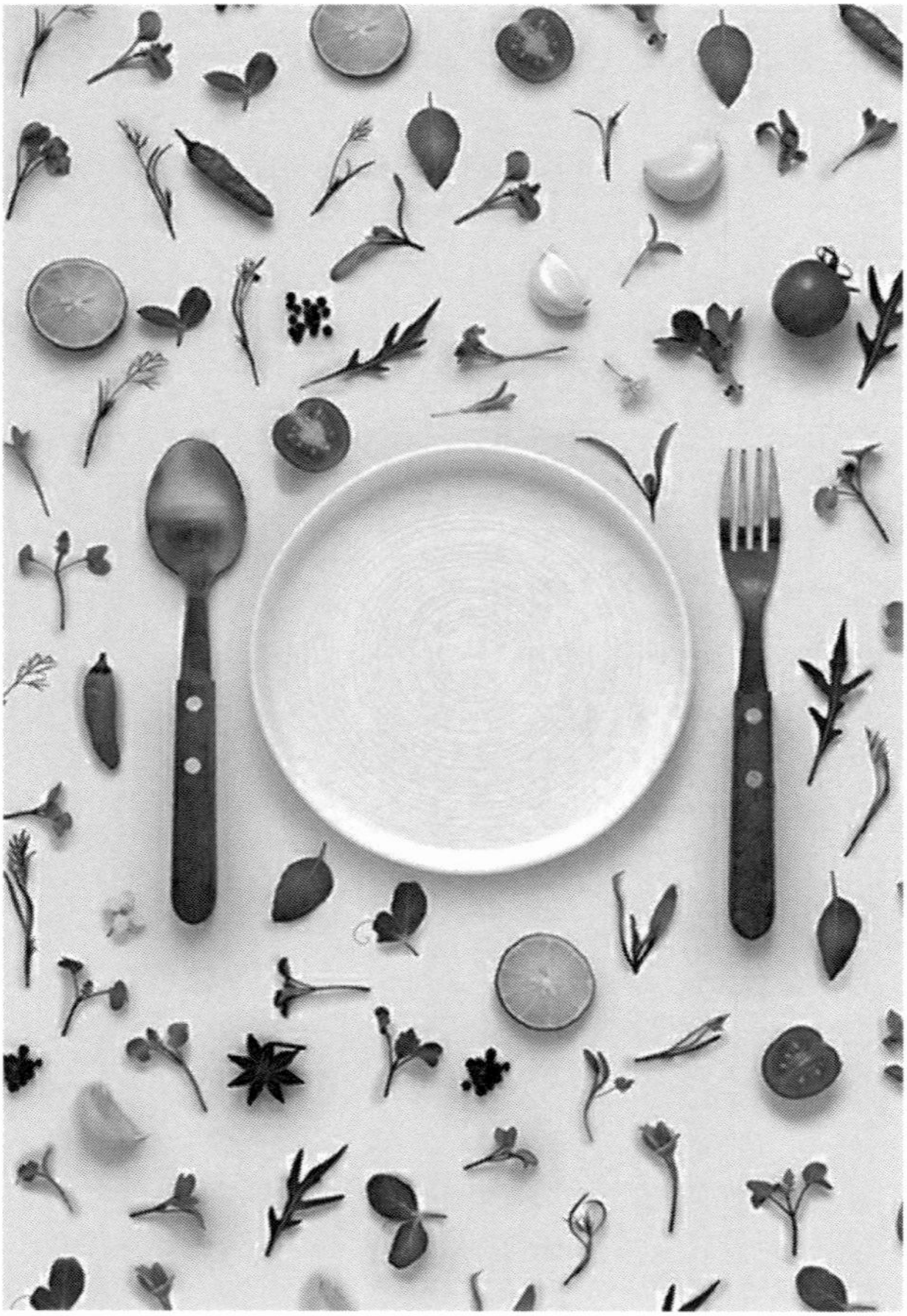

Going Vegan for Beginners

The Essential Nutrition Guide to Transitioning to a Vegan Diet

by PAMELA FERGUSSON

Japanese translation rights arranged with

CALLISTO MEDIA, INC.

through Japan UNI Agency, Inc.,Tokyo

向上心を与えてくれる子どもたち、ブライ、シーダー、ウィロウ、フェルンへ。
私を信じてくれたルネへ。
執筆の進み具合について毎日電話で尋ねてくれた両親へ。
そしていつもながら、動物たちへ。

はじめに

毎日、菜食で健康をベストな状態に高めようとしている人々や家族の相談を受けています。私は公認の栄養士で、二〇一四年以来、ビーガニズムに軸を置いた栄養学指導を行なってきました。この分野を専門とする私にとって、健康的なビーガン食を始めようとするみなさんに、本を通して自分の知識を提供できることは光栄です。

大学で栄養学を学んでいた頃、フランシス・ムア・ラッペが書いた『小さな惑星の緑の食卓』という本を読みました。そこで知ったのは、世界にはすべての人をやしなえるだけの充分な食料があること、必要なのはただ食料の分配を変えるだけだということ、それには植物性のカロリーを畜産利用される動物たちではなく人間の直接消費に回せばよいということでした。この本に影響されて私はベジタリアンになりました。もともと動物たちが好きで、かれらを食べるということは考えたくもなかったので、生活を変えるのは簡単でした。子どもの頃、いとこが叔父の畑で穀物を食べていたカラスたちの頭ごしに銃を放ったのを見て、ひどくうろたえたのを覚えています。いとこはカラスたちを脅かそうとしただけでしたが、私には動物を撃つという考えが受け入れられませんでした。

栄養士としての開業を決めたとき、北米圏での人の健康と栄養の関係について詳しく調べました。カナダ人とアメリカ人に癌《がん》・肥満・心疾患・高血圧が蔓延していると気づいた私は、これらの病気を防ぎ、健康状態を良好にする方法を顧客に教えたいと思いました。調査をするうち、植物ベースの食事は病気のリスクを抑えて寿命を伸ばせることが分かりました。「なるほど!」と思った瞬間でした。

私自身は最初、三〇日だけ完全な植物ベースの食事を摂りました。それが簡単で調子もよかったので続けることにしました。チーズを手放せるか不安でしたが、ビーガン食品はとても充実していておいしかったので、すぐにその欲望はなくなりました。ビーガンになって間もなく、畜産業に関する衝撃的な動画も観ました。畜産業が地球におよぼす影響を知って、動物たちのひどい扱われ方を目の当たりにしたことで、私は生涯ビーガンでいることを決めました。

みなさんがビーガンになろうと決めた背景には、私にも影響を与えた多くの事柄があることでしょう。ビーガニズムが運動として成長していることには多くのまっとうな理由があります。人々がビーガンになるのは、地球にとってよいから、動物たちにとってよいから、そして自分の健康にもよいからです。なぜビーガンになるのかをテーマに一冊の本を書くこともできましたが、本書はどうやってビーガンになるかをテーマとし、健康上の利点にフォーカスを当てます。みなさんがすでにビーガンでも、ビーガンになろうかと考えている人でも、あるいは植物を多く摂りつつ肉を減らして健康を高めようとしている人でも、この本は知っておくべきことのすべてをカバーします。

目次

ビーガン食の栄養ガイド

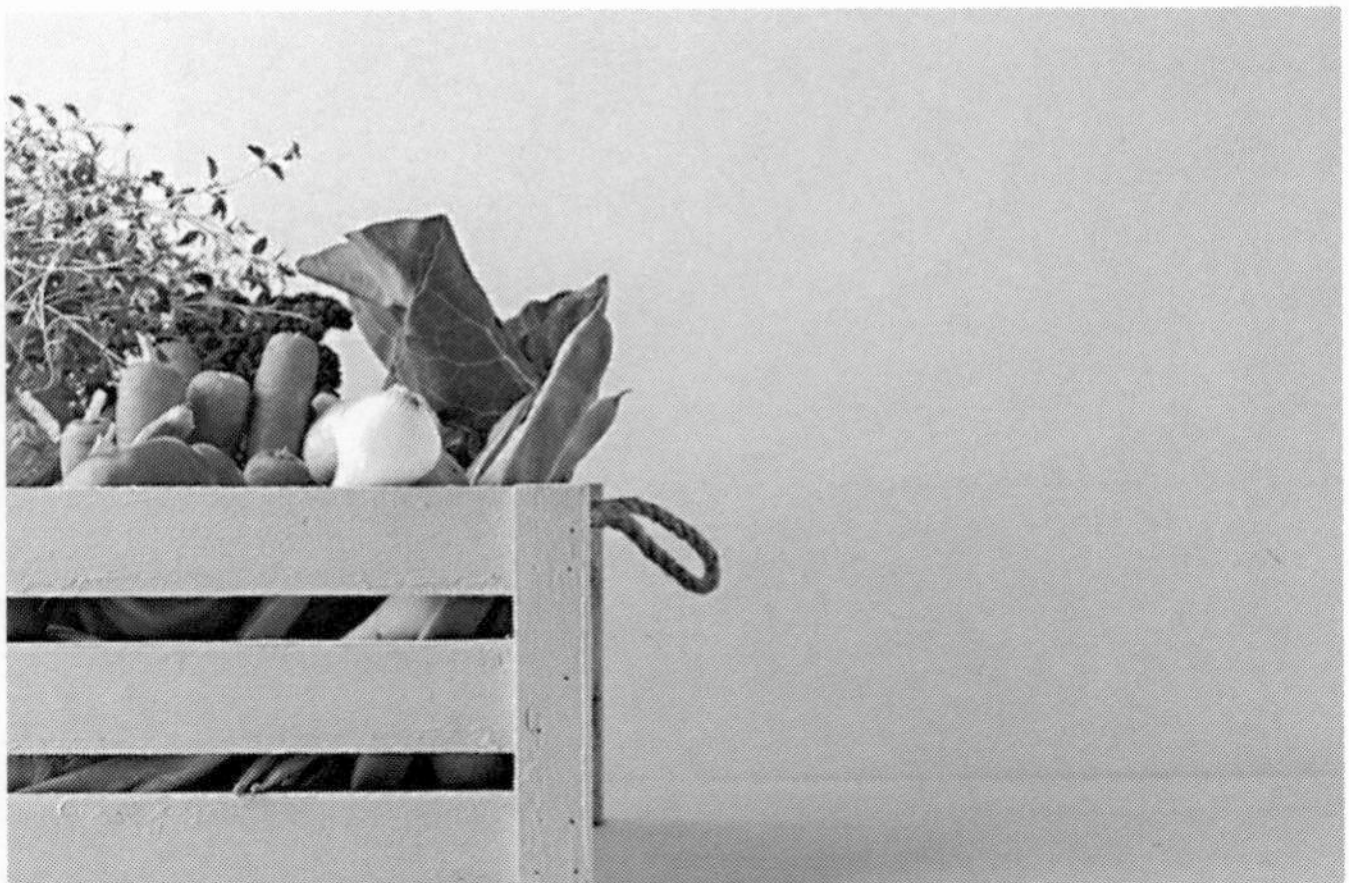

第三章　ビーガンの台所をつくる

第十章　ビーガン料理と献立

凡例　〔　〕は訳者による補足。

第一章　ビーガン食とは何か、なぜそれに挑戦するとよいのか

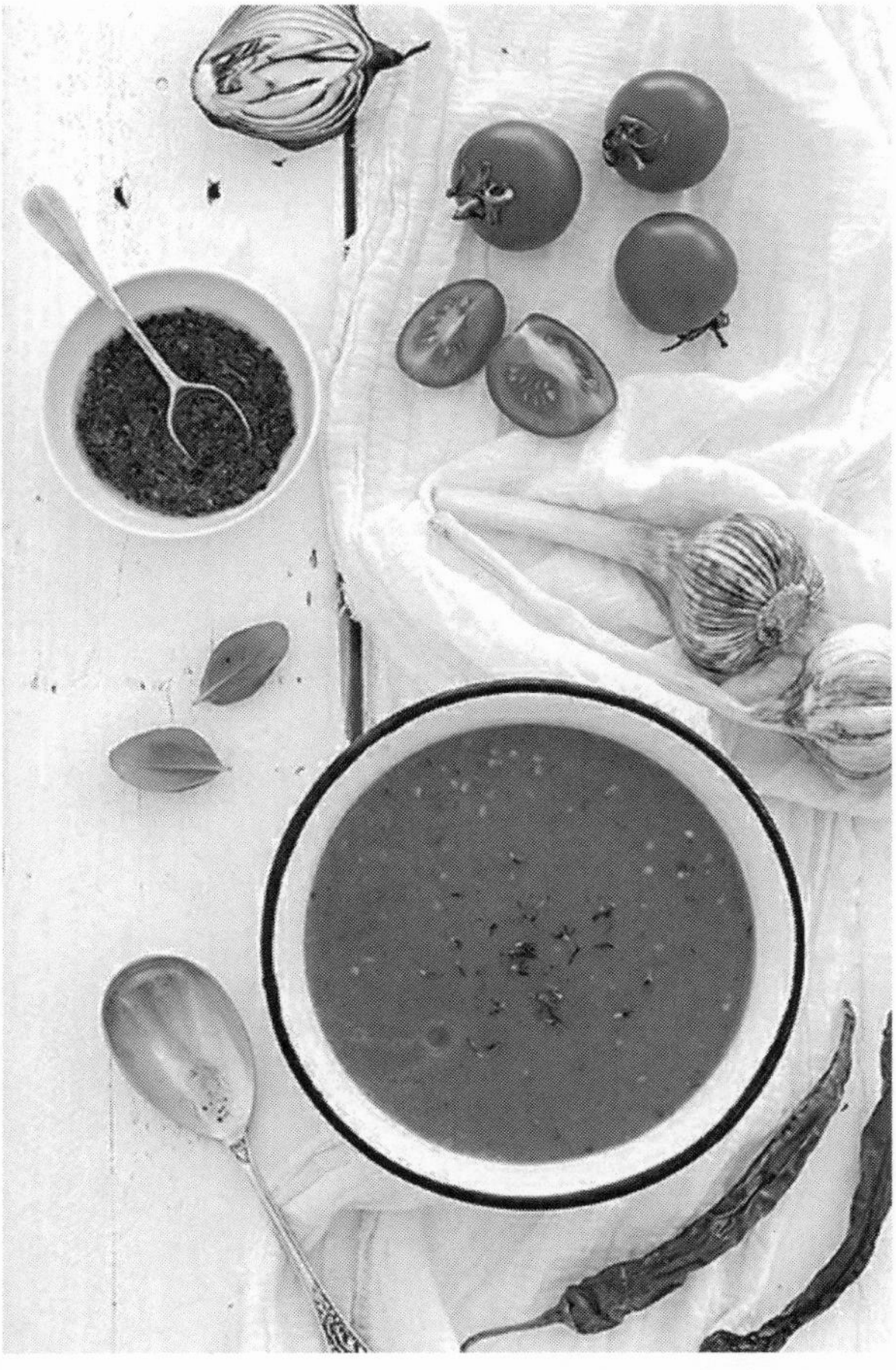

栄養に富むおいしいビーガン食の生活を始めようと思ったら、まずはビーガニズムが何なのか、それは他の食事法（ベジタリアンや植物ベースの食事など）とどう違うのかを理解するのが第一歩となります。

この章ではビーガニズムの意味、その社会正義としての性格、健康上の利点を説明します。また、みなさんの新しい生活スタイルに役立つ背景知識として、これに類する他の食事法も定義したいと思います。

✽ビーガニズムの定義✽

ビーガニズムは食だけでなく、ずっと広い範囲におよぶ哲学、そして生き方を指します。イギリスで発足したビーガン協会の定義によると、ビーガニズムとは「衣食その他、あらゆる目的による動物の搾取と虐待を、現実的で可能なかぎり暮らしから一掃しようと努める生き方」のことをいいます。ビーガニズムは社会正義であり、その根底には動物たちが権利を持つという信念、そしてかれらの体は私たちが搾取してよいものではないという信念があります。

一般に、ビーガンは人間ではない動物たちの保護と権利尊重にかなう暮らしを送ります。この実践の対極をなすのが種差別《しゅさべつ》の思想です。哲学者のピーター・シンガーは著書『動物の解放』で、種差別を「自分の種に属する者の利益を高め、他の種に属する者の利益を損なう偏見もしくは偏向」と定義しました。種差別は人間が地球生命の頂点に位置し、動物たちは人間の必要を満たすために存在するという考え方に根ざします。また、種差別は人間がさまざまな動物種の価値を分類することにも関わっています――肉用として肥育される豚よりも家族の犬を優遇する、というように。

ビーガニズム運動のなかには多様なアプローチや思想の流派があります。以下ではこの運動にみられるおもな関心事項や議論のいくつかを簡単に紹介します。ここで触れた立場のいずれかをもっと詳しく知りたいと思ったら、ぜひ議論に加わり、研究をしてみてください。

ビーガン活動

ビーガン活動家は動物の権利を擁護してビーガニズムを広める人々です。活動には色々な形があり、ビーガン食事会の開催、政治的キャンペーン、抗議行動、ソーシャルメディアを使ったビーガン料理のアイデア共有、ビーガニズムに関する家族や友人との対話などに分かれます。活動家たちの原動力は、毎年世界で七七〇億頭もの陸生動物たちが食用として屠殺されるという事実や、その動物たちがみずからを擁護できないという事実にあります。問題の規模と緊急性から、一部のビーガンは動物の権利のみを擁護します。

反抑圧枠組みか、動物第一主義のアプローチか

反抑圧枠組みとは、一つの抑圧に反対するならすべての抑圧に反対すべきだという考え方を指します。私を含め、このアプローチをとるビーガンは、動物の権利を反抑圧論の文脈に置きます。動物たちの惨状をよく見据え、他の社会正義を支持する人々に動物の権利を顧みるよう求めることで、反抑圧枠組みは動物たちの権利拡張を後押しします。他方、ビーガンの活動家たちはビーガン運動の内部でも外部でも、被抑圧集団に属する人々の権利を支持することができます。

反抑圧枠組みとは対照的に、動物第一主義のアプローチをとるビーガンは、動物たちが面する抑圧に光を当てることだけがビーガン活動家の務めであり、他の社会正義運動はそれぞれの従事者がやればよいと考えます。

廃絶主義か、動物福祉か

ビーガンは動物解放をなしとげる最善のアプローチをめぐって考え方を異にします。あるビーガンたちは廃絶主義アプローチを支持します。これは動物たちの完全な解放のみを支持し、それを達成するための段階的なアプローチを認めない立場をいいます。他のビーガンたちはより現実

的なアプローチをとり、完全な解放をなしとげる過程として、動物たちが置かれた畜産環境の改善を支持します。妊娠した豚や雌鶏を閉じ込める檻の使用廃止を求める取り組みなどが動物福祉キャンペーンの例です。個人的に、私は動物解放の支持が正しいと信じていますが、ビーガンの世界をつくるのは遠い道のりだとも感じます。そのため、私は動物福祉のアプローチをとり、畜産業のせいで何百億もの動物たちが置かれている現在の抑圧的な環境を改善することに意義を認めています。(訳注1)

クルエルティ・フリー

「クルエルティ・フリー」(残酷性なし)は化粧品や食品や日用品のラベルにみられる言葉で、いくらか混乱の原因にもなっています。「クルエルティ・フリー」や「ビーガン」などの言葉がラベルに書かれていたとき、その意味にどんな違いがあるのかは必ずしもはっきりしません。「クルエルティ・フリー」は一般に化粧品業界が、動物実験をしていない商品の目印として使います。も

訳注1　廃絶主義は段階的なアプローチのすべてを認めない立場ではなく、動物福祉のアプローチを認めない立場といったほうが正しい。廃絶主義の立場をとるビーガンは、動物の扱いを部分的に改める取り組みを続けるよりも、消費者教育やビーガン事業の応援などを通して段階的にビーガン社会をつくっていくほうが動物解放の戦略として有効だと考える。

っとも、この用語は少し問題があります。動物実験をしていない化粧品でも動物成分を含むことはあり、その場合はビーガン仕様とはいえないからです。また、「クルエルティ・フリー」は化粧品業界でよく問題となる人間労働者の酷使も顧みていません。労働者酷使は食品にも付きまとう問題で、果物や野菜の生産ですら、農場の移住労働者がしばしば劣悪な仕事環境に置かれる現実があります。みなさんが自分の買う商品に疑問を抱いたら、語弊があるかもしれないラベルを頼るよりも、自分で調査をするのが一番です。

✽ビーガン食✽

このように、ビーガニズムは食だけに収まりません。けれども本書はビーガン食の栄養学原則、つまりビーガニズムの食に関わる部分に焦点をしぼります。

ビーガンは食生活からすべての動物性食品を除き去ります。ビーガン食は植物のホールフード〔未加工食材〕を中心に、もしくはそれだけで構成することもできますが、代替肉やビーガン・アイスクリーム・バーなど、ビーガン対応の嗜好品は種類を増しています。これらの嗜好品は未加工食材ほど健康ではないこともありますが、ビーガン対応には違いなく、バランスのとれたビーガン食に含めることもできます。

この本では、動物性食品を含まず、主として植物のホールフードからなるビーガン食を扱います。これは私の食生活であり、環境面、倫理面、健康面で多くの長所があります〔時にビーガン対応のおやつを食べるのもあり〕。なお、ビーガン食というときは、ビーガンがのっとる食事パターンを意味するものとします。

ビーガン食が何であるかを定義したので、次に、それが何でないかを定義したほうがよいでしょう。ビーガン食は減量を目指す食事計画という意味でのダイエットではありません。ビーガンになって食事内容が変わった結果、体重が減る人はたくさんいますが、誰もがそうではありません。また、ビーガニズムの目標が減量ではなく動物解放にあるという点も踏まえておく必要があります。そして、ビーガニズムは食習慣よりもずっと広範囲におよびます。例えばビーガンは革製品も使わず、馬にも乗らず、動物園にも行きません。ですが本書は栄養学の本なので、的《まと》をしぼり、一切の動物性食品を含めずに健康な食生活を送るにはどうすればよいか、という問題を扱います。

ビーガン食で健康を高めるには

ビーガンの食生活は多様です。もっぱらスムージー、サラダ、プロテイン・ボウル〔タンパク質に富む食物を器に盛った料理〕、アボカド・トーストで暮らす人もいるでしょう。また別の人たちは炒め物、タコス、オートミール、ピザ、パスタ、ブリトー〔春巻きのようなメキシコ料理〕、バーガーを多く食べるかもしれません。ビーガンが食べられる食品や料理の組み合わせには無限の種類があり、およそあらゆる文化圏の食事内容はビーガン向けにアレンジできます。ビーガンになった人は何よりも、植物王国の果てしなさと、そこから人間が得られるもののゆたかさに驚くでしょう。

ビーガンとして健康な食生活を送る方法はたくさんありますが、いくつかの原則は健康的なビーガン食のすべてに共通します。

- **なるべく未加工の植物性食品を食べましょう。**
- **さまざまな植物性食品を食べましょう。**その種類には果物、野菜、ナッツやシード、植物性のタンパク源、デンプン食品、穀物などがあります（栄養所要量を満たすことについては四章から七章で扱います）。
- **最高の健康と活動のために個人的に必要な栄養量を摂りましょう。**

ビーガン食の利点

この本を手に取ったみなさんは、ビーガン食に興味があるはずなので、それが持つ多くの利点のいくつかをご存知のことと思います。利点は次のようなものです。

思いやりの方法論

ビーガン食の最大の利点は、自分が年間七七〇億頭の陸生動物を殺す抑圧システムへの加担をやめた、という自覚を持てることにあります。ビーガニズムは抑圧への反対と思いやりの方法論を生活のなかに取り込み広げることができます。ただし注意を。動物たちの苦しみに意識が向きだすと、その共感は悲しみや打ちのめされるような思いをも生むことがあります。自分にも思いやりを向けましょう。

環境配慮

ビーガン食は標準的な北米人の食事にくらべ、水の消費量も土地の使用量も少なく、温室効果ガスの排出量も小さくて済みます。「みんながビーガンになったら、人々が必要とする豆や果物、穀物、野菜を育てる土地はどうやって確保するのか」という質問はよく聞かれますが、こうした質問者が理解していないのは、人間向けのカロリーとタンパク質を生産する方法としてみた場合、畜産業は植物栽培よりも遥かに多くの土地を使うという事実です。食用で育てられる動物たちのほとんどは穀物や大豆を食べます。動物飼料としてそうした作物を育てるには大量の土地が必要となりますが、その土地は人間用の食べものをつくるためにも使えるはずのものなのです。

動物たちは食材となってカロリーを生みますが、それよりずっと多くのカロリーを消費します。そのため、動物を育てることは人間用の食料を生産する方法として効率的ではありません。人間用の食料生産に適さない土地（アメリカ西部の乾燥地の大部分など）で動物を育てれば、やや効率は良くなるようにもみえます。しかしながら北米で売られる肉のなかで、そうした動物が占める割合はわずかです。牧草地で育てた動物の肉は高くなりがちで、需要を満たせるほどに生産できる見込みもありません。

動物性食品に富んだ食事はビーガン食にくらべ、水の使用量と温室効果ガスの排出量も格段に大きくなる傾向があります。温室効果ガス排出の大きな原因は、肉用の動物たちに由来するメタンにあります。また、食用の動物たちに与える飼料の栽培も水使用と温室効果ガス排出を伴い、畜産業による環境負荷の大きな一角を占めます。ビーガンが高加工食品の消費を減らし、地場のものや旬《しゅん》のものを食べるようにすれば、さらに環境負荷を減らすことができます。

健康な細菌叢

人の細菌叢《さいきんそう》は腸内に住む細菌からなります。細菌叢の健康を高められることは、健康的なビーガン食にともなう最大の利点に数えられます。健康な細菌は生きるために食物繊維を必要としますが、これは植物のみに由来します。腸を健康にするのに加え、食物繊維の多い食事は糖尿病、心臓病、高血圧、ならびに数種の癌《がん》を予防する効果もあります。驚くことに、アメリカでは食物繊維の推奨摂取量を満たしている人は人口の約五パーセントしかいません。

細菌叢は体の健康とともに心の健康を整えるうえでも大きな役割を果たします。腸の健康を高めると、うつの発症リスクが減り、消化が良くなり、感染防止にも役立ちます。今日、細菌叢の研究は医学のなかでも特にホットな分野であり、毎日のように新しい発見が続いています。人間の細菌叢についてはまだまだ知るべきことがあるものの、腸内細菌に良質な植物のホールフードを与えることは、みなさんの総合的健康に資する最良の習慣といって間違いありません。

インスリン感受性の向上

インスリンは人の体内で糖分をエネルギーに変えるためのホルモンです。インスリン抵抗がある、つまり体の細胞がうまくインスリンに反応できない状態でいると、血糖値が上がり、人体はそれを抑えようとしてさらにインスリンをつくり続けようとします。結果、膵臓《すいぞう》が傷ついて二型糖尿病になることがあり、心臓発作や腎臓病、脳卒中のリスクも高まってしまいます。

インスリン抵抗性はメタボリックシンドロームとも呼ばれ、驚くほど蔓延しています。アメリカでは人口の約三分の一がインスリン抵抗性を持っているほどです。救いはインスリン感受性が改善できるものだということです。

健康的なビーガン食を摂り、運動量を増やし、充分に寝て、ストレスを減らすことは、いずれもインスリン感受性を高めるよい処方になります。

血中脂質の抑制

コレステロールとトリグリセリドは血液と組織に含まれる脂質です。これらの値が高いと血管の壁に脂肪の塊ができ、心臓病と脳卒中のリスクが高まります。アメリカでは心臓病が第一の死因に、脳卒中が第五位の死因になっています。

こうした健康リスクを抑える最善の方法の一つは、繊維質に富むビーガン食を摂ることです。食物繊維はコレステロールを減らす食事で特に大切な位置を占めるものであり、植物性食品からしか得られません。

運動、健康な食生活、ストレス緩和は、いずれも血中脂質の抑制に役立ちます。

✤ベジタリアニズムと他の植物ベース食✤

ビーガン食はベジタリアニズムや植物ベース食など、他の有名な食事様式といくらかの共通点を持ちます。その共通点や重なりを考えると、各々がどう違うのかはなかなか理解しにくいかもしれません。

以下の情報は助けになると思います。

ベジタリアニズム

多くの場合、「ベジタリアン」という言葉は「ラクトオボ・ベジタリアン」、つまりビーガン食品のほかに乳製品や卵や蜂蜜を食べる人を指します（ラテン語でlacto＝乳、ovo＝卵）。また、「ベジタリアン」は人とともに食品の説明でも使われ、ベジタリアン・オムレツやベジタリアン・ピザなどの呼称をつくります。省略形の「ベジ」をメニュー表で見かけることもあるでしょう（「ベジバーガー」など）。

ベジタリアン食品は肉や魚を含みません。さらにベジタリアンと銘打つ商品やメニューが、実のところ乳成分や卵や蜂蜜を含まず、ビーガン対応となっていることもあります。ベジタリアンのラベルが付いた商品やメニューを見かけたときは、原材料ラベルを読むか、店員さんに問い合わせて、そこに非ビーガン成分（乳、卵、蜂蜜など）が入っていないかを確かめましょう。

ベジタリアンの人々は肉や魚を食べないのでビーガンとの連帯感を抱くことがありますが、多くのビーガンは酪農業と採卵業が畜産業のなかで最も残忍な部門だと考えます。キャロル・J・アダムズは一九九〇年の著書『肉食という性の政治学』で、雌牛と雌鶏は酪農業と採卵業のなかで何度も生殖器系を搾取されると論じています。

例えば多くの人が意識しないことですが、酪農用の牛は人工授精で身ごもらされた後でのみ乳を出し、出産をしたら子牛を奪われます。農家は母牛の乳をしぼって人間の消費用に売りたいからです。雄の子牛は太らされた後に子牛肉として売られ、雌は育てられて母牛ともども酪農で利用されます。雌牛や雌鶏は生産のピークを過ぎると殺されます。多くのベジタリアンは動物たちの苦しみや死に加担したくない思いからその食生活を始めますが、酪農業は子牛肉産業であり、畜産業の動物たちはみな、最終的には屠殺されるのです。

植物ベース食

「植物ベース食」はいくつかの意味を持ちます。「植物ベース」は植物のみでつくられた商品や食事を指すのが普通ですが、主として植物からつくられたものを意味することもあります。「植物ベース」と銘打たれた商品を買うときは注意が必要です。原材料ラベルを読みましょう。ものによっては乳や卵などの動物成分を含んでいることがあります。

同じく、植物ベースの食事をしているという人がいたら、植物性食品だけを食べ、動物性食品を食べないということを意味している場合と、おもに植物性食品を食べ、たまに動物性食品を食べるということを意味している場合があります。人によっては、家では植物性のものを食べるけれども、外食の際や別の人の家を訪れた際は動物性のものを食べようと決めることもあります。あるいは朝食と昼食で植物性のものを食べ、夕食ではときどき動物性のものを食べるという人もいるでしょう。

「植物ベース」という言葉を使う人の多くは、とりわけビーガン食の健康効果に関心を寄せますが、ビーガニズムの倫理的議論には共感しないため、動物性食品を完全に避けていてもビーガンを自認しないことがあります。また、植物ベースの人は動物を使った洗濯用品、衣服、化粧品、娯楽を避けることも避けないこともあります。

健康に関する理由で植物ベースの食事を摂る人のほとんどは、基本的にホールフードを選び、ビーガン対応のソーセージやアイスクリームのような嗜好品の摂取を避けるか抑えるかします。多くの人は健康上の理由から植物ベースの食事を始め、その後、食のシステムにひそむ環境面や倫理面のジレンマに気づいて最終的にビーガンになります。もっとも、すべての人がそうとはいえません。植物ベースの食事を続けながら、ビーガンにならない人もいます。

ホールフードの植物ベース食

「ホールフードの植物ベース」という言葉は単語の一つ一つが意味を持ち、その内容は読んで字のごとくです。「ホールフード」は純粋で最低限の加工しか施されていない食べものを指し、イ

訳注2　本書でいうインゲン豆は、赤インゲン豆や白インゲン豆、虎豆、うずら豆など、インゲン豆の仲間全体を指す。さやインゲンだけではないので注意されたい。

ンゲン豆、（訳注2）レンズ豆、果物、穀物、ナッツ、シード〔種子類〕、テンペ〔インドネシアの大豆発酵食品〕、豆腐、それにもちろん野菜を含みます。野菜や果物は生でも冷凍品でもよく、豆は乾燥したものも缶詰のものも含み、最低限の加工しかされていない豆腐のような食品も認められますが、ビーガン・ソーセージやビーガン・バーガーなど、より高度な加工を経た食品はホールフードとみなされません。油は加工品に分類されるのでホールフードの植物ベース食から外れます。

「植物ベース」は食品が植物に由来することを意味します。ホールフードの植物ベース生活を支持する人々は、植物性の食べもののみで暮らすことを唱えるのが普通ですが、なかには低脂肪の動物性食品を含め、植物性のものが九〇〜九五パーセントを占めるならいいだろうと考える人々もいます。

ホールフードの植物ベース食は繊維質に富み、量が多く、カロリー密度が低い食事となります。ホールフードで植物ベースなら、食べたいものを好きなだけ食べてよい、という考え方です。ある人々はじゃがいも、さつまいも、全粒穀物を中心とする高デンプン食を選び、それをおぎなうためにデンプンを含まない野菜やいくらかの果物、少量のナッツやシードを食べます。またある人々はよりバランスを重視して、食事の半分を果物や野菜としつつ、もう半分を穀物、ナッツ、シード、植物性タンパク源、デンプン類でおぎないます。

ホールフードの植物ベース食は低脂肪となるのが普通です。一般に、油を摂らずホールフードを食べていればおのずとそうなります。ホールフードの植物ベース食を広める主導者のなかには、ホールフードの植物であっても、アボカドやココナッツ、ナッツ、シードはなるべく控え、脂肪の摂取量を低く抑えるように促す人々もいます。

ホールフードの植物ベース食を続けていると、往々にして劇的に健康が改善します。血糖コントロールが良好になり、コレステロール値が下がり、血圧が正常になるなどです。ただし、この食事法はすべての人に適しているとはかぎらず、健康効果も人によって異なるという点は踏まえておきましょう。ホールフードの植物ベース食は、多くの人が愛し励む生活法ですが、これを極端もしくは制約が多すぎるとみる立場もあり、人によっては望む成果を得られないこともあります。

ホールフードの植物ベースに徹しなくとも、ビーガンになって健康上の恩恵にあずかることはできます。まして慢性病を抱えているわけではなく、健康状態を最良に保って病気を防ぐことを目標とするのなら、それで充分といえます。(訳注3)

訳注3　このほか、ビーガン食に似たものとして、精進料理を思い浮かべる人もいるかもしれない。精進料理も事実上のビーガン料理に近いが、煩悩の抑制を目的として香りの強い野菜を避ける点などがビーガン食と異なる。また、精進料理のなかには魚・乳・卵を含むものがあるので、動物搾取を避けるビーガンにとっては要注意対象となる。

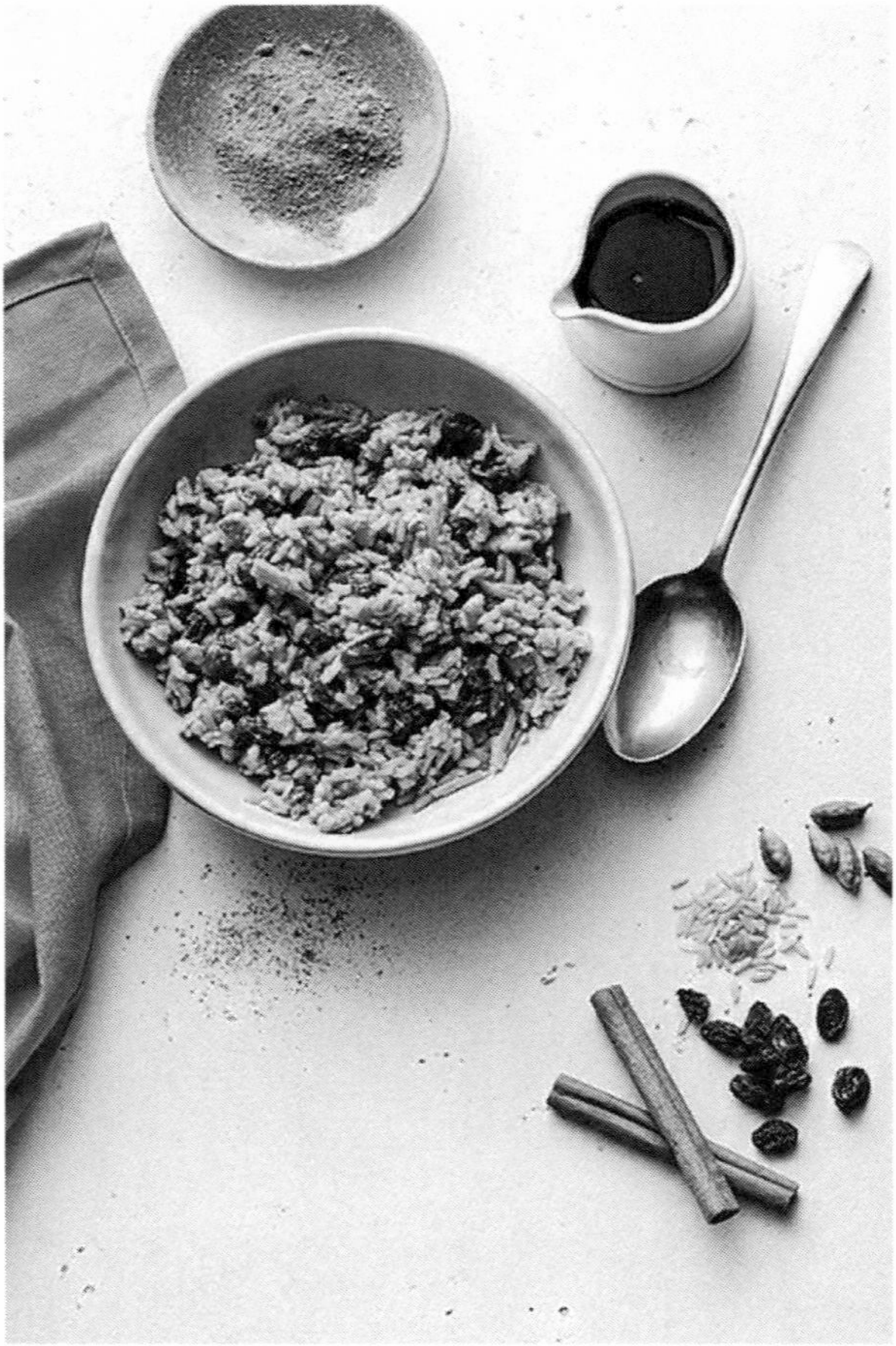

第二章　ビーガンの完全栄養食と健康上の利点

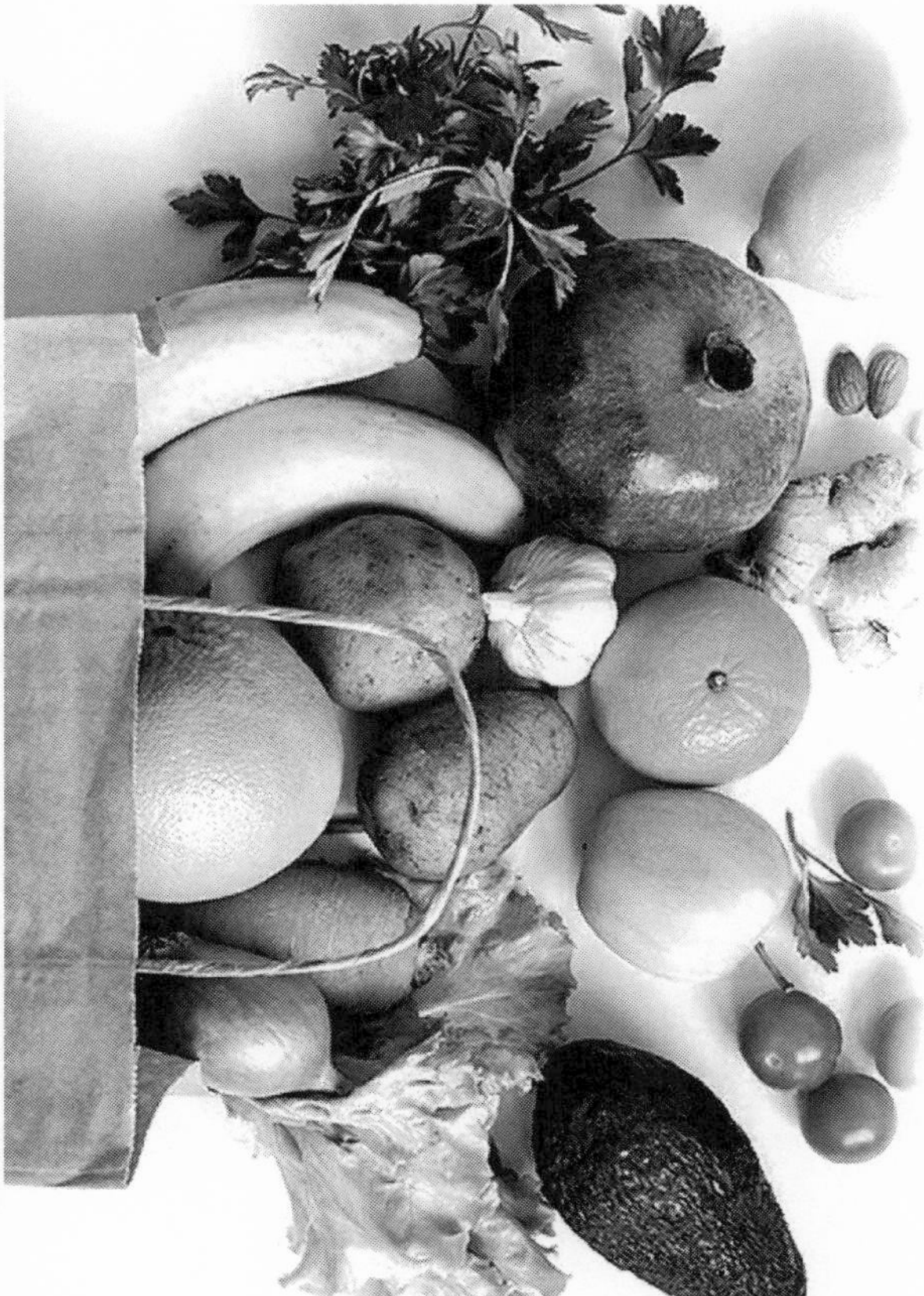

これ一つで健康を保証できる、というような完璧な食事法はありません。しかし食事は私たちの健康に大きく影響します。高加工食品、砂糖、塩分を多量に含む一般的な北米の食事は早期死亡と障害に深く関わっている一方、健康的なビーガン食は北米で特に代表的な死因となっている病気の発症リスクを抑えられます。

完全な植物ベース食は健康を最良の状態に保ち、慢性病のリスクを減らします。その効果は炎症の抑制から肥満や心臓病や脳卒中の予防にまで至ります。本章ではこうした健康上の利点を詳しくみていきましょう。

✽肥満✽

肥満はボディマス指数（ＢＭＩ）が三〇以上の状態と定義されます。疾病管理予防センター（ＣＤＣ）の最新データによると、アメリカの成人の約四二パーセントは肥満体とされます。肥満は胆嚢《たんのう》の病気や痛風、非アルコール性脂肪肝疾患、二型糖尿病といった、数々の合併症を引き起こしかねません。

ビーガン食が健康的な減量にどう資するかを掘り下げる前に、病気としての肥満概念をめぐるいくつかの問いについて考えてみることは重要です。ＢＭＩは診断ツールとしてつくられたものではありません。つまり、これはこれ一つで個人が健康かどうかを確かめられるようなものとしてつくられてはいない、ということです。ＢＭＩは他の因子や測定と組み合わせたときに道具として最良の機能を発揮します。ＢＭＩは誤りやすく（とりわけ非常に高身長もしくは低身長の場合）、筋肉質の人を過体重や肥満に誤分類しがちです。

また、ＢＭＩの基準は白色ヨーロッパ人のデータのみをもとにつくられているので、他の人種や民族に属する人々にはうまく適合しません。さらに、保健の分野や社会のなかで肥満が悪とされることによる負の影響、減量とリバウンドの繰り返しや肥満恐怖の内面化に関わる病気についても研究が増えています。

こうした問題に対処するために、「あらゆる体形の健康《ヘルス・アット・エブリ・サイズ》」運動は体重に関する別の見方を提案しています。そこで主張されているのは、どんな体重でもみんな健康ということではなく、体形がどうあれすべての人が健康を追求する権利を持つということです。

ヘルス・アット・エブリ・サイズの推進者たちは、体重計の目盛りを重視するのではなく、血液検査の改善、運動、直感にもとづく食事法、メンタルヘルス、生活の質に重きを置くことで、より思いやりある自己管理をするよう人々に呼びかけています。と同時に、ヘルス・アット・エブリ・サイズは健康に関する個人の選択がその健康状態を左右する最大の要因であるという見方に疑問を呈し、代わりに、個人の遺伝的要因や制度的な人種・階級構造も体形に影響しうると考えます。

ヘルス・アット・エブリ・サイズ運動は、堅実で包括的な健康増進アプローチを提示しています。このアプローチから学べる最も大切な点は、体重計の目盛りが健康のすべてではない、ということです。体重について気になることがあったら、医療機関に相談して、心身双方の健康と生活の質に関わる心配事を話しましょう。

ＢＭＩが健康を測る最良の指標ではないという点は踏まえるにしても、ＢＭＩに関する研究では、ビーガン食が肥満やそれに関係する健康問題を防ぎうることが示されています。例えばアドベンチスト健康研究2は、カナダとアメリカのセブンスデー・アドベンチスト教会に属する九万六〇〇〇人の調査を行ないました。研究者らの報告によれば、ビーガンはＢＭＩの値が最も低く、平均値は二四・一でした。二位はラクトオボ・ベジタリアンで、ＢＭＩ平均値は二六・一、非ベジタリアンのそれは二八・三でした。これは観察研究で、対象者は食事の変更を求められず、すでに行なっていることを報告するだけでした。

このような研究から、食物繊維に富んだホールフード中心の健康的なビーガン食は、適正体重に到達してそれを維持するのに役立ちうることが分かります。適正体重を維持する効果的な方法はほかにもあり、食事の半分を果物と野菜にする、全粒穀物を選ぶ、おなかがすいたときにだけ食べて満腹になればやめる、心地よい運動をする、常に水分をおぎなう、睡眠とストレス管理を大事にする、などがそれに当たります。

✽炎症✽

炎症は感染、負傷、毒物などによる有害作用の危険に対し、体が反応するプロセスです。体は免疫系による一連の反応を起こして自己治癒を図ります。この有害作用に対する反応は、数日をかけて急性感染症に対処する程度なら便利なものといえますが、ときには長く続き、数カ月、さらには数年のあいだ、体を高ストレス状態とすることがあります。この状態は慢性炎症といい、病気のリスクを高めるおそれが否めません。

慢性炎症は生活上のさまざまな要因から生じますが、健康的な食生活（および運動、睡眠、ストレス軽減）は炎症を抑えることに役立ちます。これを食べれば炎症が激増あるいは激減する、という食品はありません。むしろ炎症は食事パターン全体に左右されます。健康的なビーガン食はおのずと炎症を抑えます。

市販のケーキ、ドーナツ、スイーツ、揚げ物、加工肉、甘味飲料などに由来する砂糖の摂取量を減らせば、炎症の抑制につながります。ビーガン食ではそのような炎症を促す食品の代わりに、果物、野菜、ナッツ、シード、全粒穀物、ならびにインゲン豆やレンズ豆や大豆などの植物性タンパク源が食事の中心となります。ベリー、チアシード、ターメリック（うこん）、にんにく、しょうが、くるみ、亜麻仁《あまに》、葉物野菜などは、いずれもオメガ3脂肪酸に富み、とりわけ炎症抑制に効果的です。このような炎症を抑える食事は、総合的な健康を高め、慢性病のリスク要因を減らすことに資するでしょう。

✽脳卒中✽

脳卒中は脳の一部に送られる血液が減る、あるいは行く手をさえぎられることで起こります。数分のうちに脳細胞は死に始めます。脳卒中は脳の血管が詰まることで起こり、これは普通、動脈壁にできた脂肪のかたまりを原因とします。また、脳の動脈が破れることで起こる脳卒中もあります。血管破裂は、高血圧によって徐々に動脈壁が弱り、破れやすくなることで生じます。

果物や野菜に富み、塩分や糖分が控えめな食事は脳卒中の予防効果があります。そしてビーガン食は通常、正常な血圧と健全な循環系を保つ食物に富んでいます。オメガ3脂肪酸を多く含むチアシードや亜麻仁やくるみ、それにトマトは脳卒中の予防によく、カリウムを多く含むバナナ、ほうれん草、さつまいもなども同様です。カルシウムのサプリメントは脳卒中のリスクを高めるおそれがあるので避けましょう。

✾糖尿病✾

糖尿病にかかった人は食物をうまくエネルギーに換えることができなくなります。インスリンというホルモンは血糖を制御し、それを細胞へ運んでエネルギーにします。インスリンへの抵抗性が高まった体では、膵臓が血糖を制御しようとしてさらに多くのインスリンを分泌するようになります。体内で血糖を正常な値に保てなくなった人は、最終的に糖尿病を発症します。

アメリカでは成人の約一三パーセントが糖尿病を抱え、この割合は増加の一途をたどっています（一九九〇年には五パーセントでした）。糖尿病になるリスク要因は多く、家系、貧困、民族（アフリカ系アメリカ人、アメリカ先住民、あるいは南アジア人であること）、高齢、座りがちの生活、不適切な食生活、多嚢胞性《たのうほうせい》卵巣症候群、うつ、妊娠糖尿病の既往歴、高血圧、高トリグリセリド、高コレステロールなどに分かれます。いくつかは個人で何とかなりますが、いくつかはどうにもなりません。

さいわい、研究ではビーガン食が糖尿病のリスクを減らせることが示されています。二〇〇九年、ジョージ・ワシントン大学医学部（ワシントンＤＣ）の非常勤准教授で「責任ある医療のための医師会」会長を務めるニール・バーナード博士は、二型糖尿病の患者に対する二種類の食事の効果を比較した研究を発表しました。この研究では、無作為に選ばれた四九人の二型糖尿病患者に低脂肪のビーガン食が与えられ、無作為に選ばれた五〇人の患者にアメリカ糖尿病学会（ADA）のガイドラインにしたがった食事が与えられました。七四週間にわたる試験を終えたところ、ビーガン食を食べていた参加者はADAの食事を摂っていた人々にくらべ、より体重が減り、より血糖コントロールがよくなり、より血中コレステロールが減りました。

もはや説明はいらないでしょう——健康的なビーガン食は、糖尿病の予防と管理に効果的だということです。二型糖尿病を抱える人にビーガン食が勧められるのは、いくつかの大きな要因によります。摂取する炭水化物の種類、動物性タンパク質から植物性タンパク質への移行、飽和脂肪やトランス脂肪よりも不飽和脂肪を取り込む傾向などです（脂肪の種類について詳しくは第六章をご覧ください）。

証拠となるのはこの研究だけではありません。二〇一五年に学術誌『ニュートリエンツ』に掲載された一三の臨床試験を調べたレビューによれば、すべての試験において、動物性タンパク質を植物性タンパク質に置き換えると血糖コントロールが改善される、との結果が出ています。動物性タンパク質の三五パーセントを植物性タンパク質に置き換えるだけでも改善がみられました。

どんな脂肪を取り込むかも糖尿病の予防と管理で鍵になります。糖尿病に関わる食事要因は多数ありますが、脂肪の摂取もその一つです。動物性食品や高加工食品に含まれる飽和脂肪やトランス脂肪を多く消費すると、糖尿病の発症リスクが高まります。

このつながりを確かめたのは二〇〇三年に『アメリカ臨床栄養学ジャーナル』に載った画期的な研究です。そこでは約三〇〇〇人の成人の血液が調べられ、血中に含まれる脂肪の種類が記録されました。研究チームはそれから九年間にわたって参加者らを観察し、誰が糖尿病になるかを検証しました。すると、飽和脂肪（ほとんどが動物性食品に由来）を多く摂り、その血中濃度が高かった人々は糖尿病の発症率がきわめて高かった一方、不飽和脂肪（野菜に由来）は糖尿病リスクを高めないことが分かりました。炭水化物の代わりに脂肪の摂取量を増やそうとする今日の傾向を思えば、この知見は非常に重要といえます。事実、飽和脂肪の摂取が増えると糖尿病にもかかりやすくなるのです。

標準的な北米の食事では、飽和脂肪のほとんどが肉や乳や卵のような動物性食品から取り込まれます。健康的なビーガン食はもとより飽和脂肪が少なく、食物繊維に富んでいます。インゲン豆、レンズ豆、ナッツ、シード、大豆食品は、いずれも血糖コントロールを改善し、コレステロール、トリグリセリド、血圧の値を低く抑える効果があります。植物ベースのタンパク源に含まれる食物繊維は細菌叢を健康にします。全体としてみたこの健康向上とリスク抑制の効果は、二型糖尿病の予防や管理をめざす人々にとって有益に違いありません。

✽高血圧✽

血圧は心臓が全身に血を送るためにどれだけ強く脈打たなければならないかを表わす一つの指標です。高血圧は広くみられ、危険をともないます。それは心臓病や脳卒中のような他の病気を生じさせるリスク要因です。他方、糖尿病を抱える人は高血圧になる確率が他の人の二倍にも達することから、慢性病は「クラスター化」するものと分かります。

アメリカの成人の半数近く（四五パーセント）は高血圧（一三〇／八〇㎜Hg以上）で、それをコントロールできている人は、うち四分の一ほどしかいません。CDCの報告によれば、二〇一八年のアメリカでは五〇万人近くが高血圧によって、もしくはそれを一つの要因として命を落としました。

さいわいなことに、健康的なビーガン食は高血圧の予防と管理にも効果的です。ここでもアドベンチスト健康研究2が証拠を示しています。報告によれば、ビーガンとラクトオボ・ベジタリアンは非ベジタリアンに比べて高血圧になる確率が遥かに低く、ビーガンのリスクは最小でした。この知見はイギリスの人々を調べたEPICオクスフォード研究によっても確証されました。後者の研究では肉食者、ペスカタリアン（魚肉は食べつつも食肉は避ける人々）、ビーガン、ベジタリアンの比較が行なわれましたが、高血圧の蔓延度はビーガンが最小でした。

食物繊維に富む食事は高血圧の発症リスクを抑え、すでに高血圧でもその値を下げる効果があります。生の果物はとりわけすぐれていますが、インゲン豆、レンズ豆、野菜、ナッツ、シード、全粒穀物に含まれるあらゆる種類の繊維が血圧抑制に役立ちます。ビーガンのハイビスカスティーも血圧を下げる効能があり、普段から飲んでいれば薬物療法と同じくらいの効果を望めます。

✽癌✽

癌《がん》予防を保証できる食事法はありませんが、植物ベース食はリスクを減らします。画期的な著書『チャイナ・スタディー』で、コーネル大学の栄養生化学者T・コリン・キャンベル博士と、その息子でロチェスター大学医学部／ハイランド病院医薬栄養研究センターの創設者兼共同監督であるトーマス・M・キャンベルは、中国‐コーネル‐オクスフォード・プロジェクトの二〇年にわたるデータを報告しました。このプロジェクトは中国全土に暮らす人々の死亡率と死因を調べた研究です。そこで明らかになったのは動物性食品の摂取と病気の関係であり、病気は心臓病や糖尿病のほか、大腸癌、乳癌、前立腺癌を含んでいました。この本はホールフードの植物ベース食を流行させる大きなきっかけとなり、今でもその運動で重要なテキストとされています。

食事と癌を関連づけているのは『チャイナ・スタディー』だけではありません。二〇一五年、世界保健機関（WHO）は、加工肉が「ヒトに対する発癌性を有する」こと、赤肉が「ヒトに対し発癌性を有すると考えられる」ことを発表して世界を驚愕《きょうがく》させました。この発表は一〇カ国の科学者二二人が八〇〇以上の研究を評価して書いた報告書にもとづくものでした。

カナダとアメリカの癌協会は植物に富む健康的な食事を推奨しています。カナダ人口癌寄与リスク（ComPARe）研究は、カナダ人の行動、特徴、曝露《ばくろ》状況と、関連する癌リスクの相関を調べた結果、アルコール摂取、過体重、果物と野菜の摂取不足、肉や肉製品の消費、運動不足、喫煙が、癌リスクを高める栄養・生活関連の要因であると結論しました。このデータをもとに、カナダ癌協会は果物、野菜、全粒穀物、植物性タンパク源の食物をよく食べるよう人々に勧めています。

同じく、アメリカ癌協会の食事・活動ガイドラインは、癌症例の五分の一が過剰飲酒や運動不足や不適切な食事といった生活要因によるものであり、栄養学的要因は一三種類の癌のリスクを高めると述べています。このガイドラインが推奨するのは、インゲン豆、エンドウ豆、(訳注1)果物、野菜、全粒穀物の摂取です。と同時に、高加工食品、赤肉、加工肉、甘味飲料、精製穀物の摂取は減らす、もしくは避けることが推奨されています。

✽心臓病✽

世界的にみると、心臓病は最大の死因です。そのリスク要因は数多くあり、是正・処置・管理できるものとできないものがあります。年齢、男性であること、特定の民族に属すること、心臓病の家系に属すること、それに社会経済的な地位などは、いずれも私たちにはほぼ変えようがない要因です。他方、過剰飲酒のように不適切な食事をしていること、糖尿病を持っていること、コレステロールやトリグリセリドの血中濃度が高いこと、ウエストまわりが大きいこと、高血圧、運動不足、ストレス、喫煙などは、いずれも私たちがどうにかできる要因です。

健康的な食生活が心臓を健康にするということは有力な証拠に支えられています。その一つはドキュメンタリー映画『フォークス・オーバー・ナイブズ』で知ることができます。この映画は心臓病逆行プログラムとクリーブランド福祉・予防医療研究所の監督を務める心臓学者コールドウェル・エッセルスティンJr博士の仕事を紹介したものです。エッセルスティンは油を含まない低脂肪のホールフード植物ベース食を五年以上にわたって続ける患者一一人を追い、そのコレ

訳注１　本書でいうエンドウ豆はスナップエンドウやグリーンピースほか、エンドウ豆の仲間全体を指す。

ステロール値が劇的に下がったことを確認しました。研究を始めた当初、患者たちはみな深刻な心臓病を抱えていましたが、この食事を一〇年間続けた人はそれ以上の心臓病に悩まされなくなりました。

この結果は感動的です。ただし注意しなければならないのは、エッセルスティンがもともと二二人の患者を対象に研究を始め、その後の五年で一一人が脱落し、まる一〇年この食事を続けたのは六人だけだったという点です。エッセルスティンの研究、ならびにホールフードの植物ベース食は、脱落者が多いとの理由で批判されてきました。また別の医師らは、こうした食事を続けるよう患者に求めることが現実的なのかと疑問を呈しています。この批判に対するエッセルスティンの回答は有名で、人々をはっとさせるものでした。「一部の人々はホールフードの植物ベース食を極端だと考えます。他方、年間五〇万人の人々は胸を切り開き、脚から取った血管を冠動脈に縫《ぬ》い付けます。一部の人々はこれこそ極端だというでしょう」。

心臓病を予防したい人は、食物繊維を豊富に含む植物ホールフードの食事を摂ることでリスクを抑えられます。とりわけ心臓病リスクの抑制によい食べものは、りんご、大麦、インゲン豆、レンズ豆、柑橘《かんきつ》、ナッツ、シード、オーツ麦とオーツ麦ふすま、大豆食品、ストロベリーなどです。また、サイリウムハスク（オオバコ種皮）は強力なコレステロール抑制剤になります（私が好きなのはこれをアップルソースに混ぜる食べ方です）。

揚げ物、塩分や添加糖類が多い食品、ならびに高加工食品の摂取を減らす、もしくはやめることも心臓病リスクの抑制につながります。アメリカ心臓協会は、平均的な個人であれば飽和脂肪の摂取量をカロリー全体の五〜六パーセントに抑えること、あるいは一日につき一三グラム以下に抑えることを推奨しています。植物はもともと飽和脂肪をほとんど含まないので、健康的なビーガン食であればこの目標は何でもありません。他方、動物性食品を食べるとすぐにこの基準を超えてしまいます。

例えばマヨネーズ、ケチャップ、マスタード、それにプロセスチーズのスライスを挟んだ一〇〇グラムの牛肉ハンバーガーには一六グラムの飽和脂肪が含まれています。卵二つを使ったオムレツと四分の三カップ(訳注2)のハッシュドポテトをセットにすると、飽和脂肪の量はおよそ一四グラムに達します。

✤アルツハイマー病✤

アルツハイマー協会によると、アメリカに暮らす八五歳以上の人の約三分の一（三四・六パーセント）はアルツハイマー病を発症しています。この慢性神経変性疾患は長期にわたる脳細胞の劣

訳注2　著者はカナダ人なので一カップは二五〇ミリリットルで計算する。

化を引き起こします。ロマ・リンダ大学のアルツハイマー病予防プログラムの共同監督で、共著『アルツハイマー病の解決』を著《あらわ》したディーン・シャーザイ、アイシャ・シャーザイ両博士は、アルツハイマー病の発症リスクを大幅に抑えるとされる五本柱の計画を立てました。その中心的な柱の一つが栄養であり、具体的には、添加糖類や塩分や高加工食品が少ない植物ベース食を続けることとなります。両博士が提唱するバランスのとれた健康的な生活スタイルの計画はこれに加え、運動、休息、社会活動、リラクゼーションに関わる指針からなります。

この計画から分かるのは、生活スタイルのさまざまな領域がアルツハイマー病予防の鍵になるという事実です。そして栄養は重要な検討事項の一つとなります。他のアプローチでも、植物ベース食がアルツハイマー病予防に効果的だということが強調されています。マーサ・クレア・モリス博士が考案したＭＩＮＤ（地中海式ＤＡＳＨ神経変性遅延介入）ダイエットは、地中海式ダイエットとＤＡＳＨ（高血圧防止食事法）ダイエットを組み合わせたもので、認知機能の低下を遅らせ、アルツハイマー病の発症リスクを抑えることが証明されています。そのＭＩＮＤダイエットで奨励されているのが、インゲン豆、ベリー、オメガ３脂肪酸、野菜、全粒穀物を豊富に含む植物中心の食事法です。ビーガンは亜麻仁、くるみ、海藻由来のサプリメントなどを通し、オメガ３脂肪酸を多量に含む食事を難なく摂取することができます。

第三章　ビーガンの台所をつくる

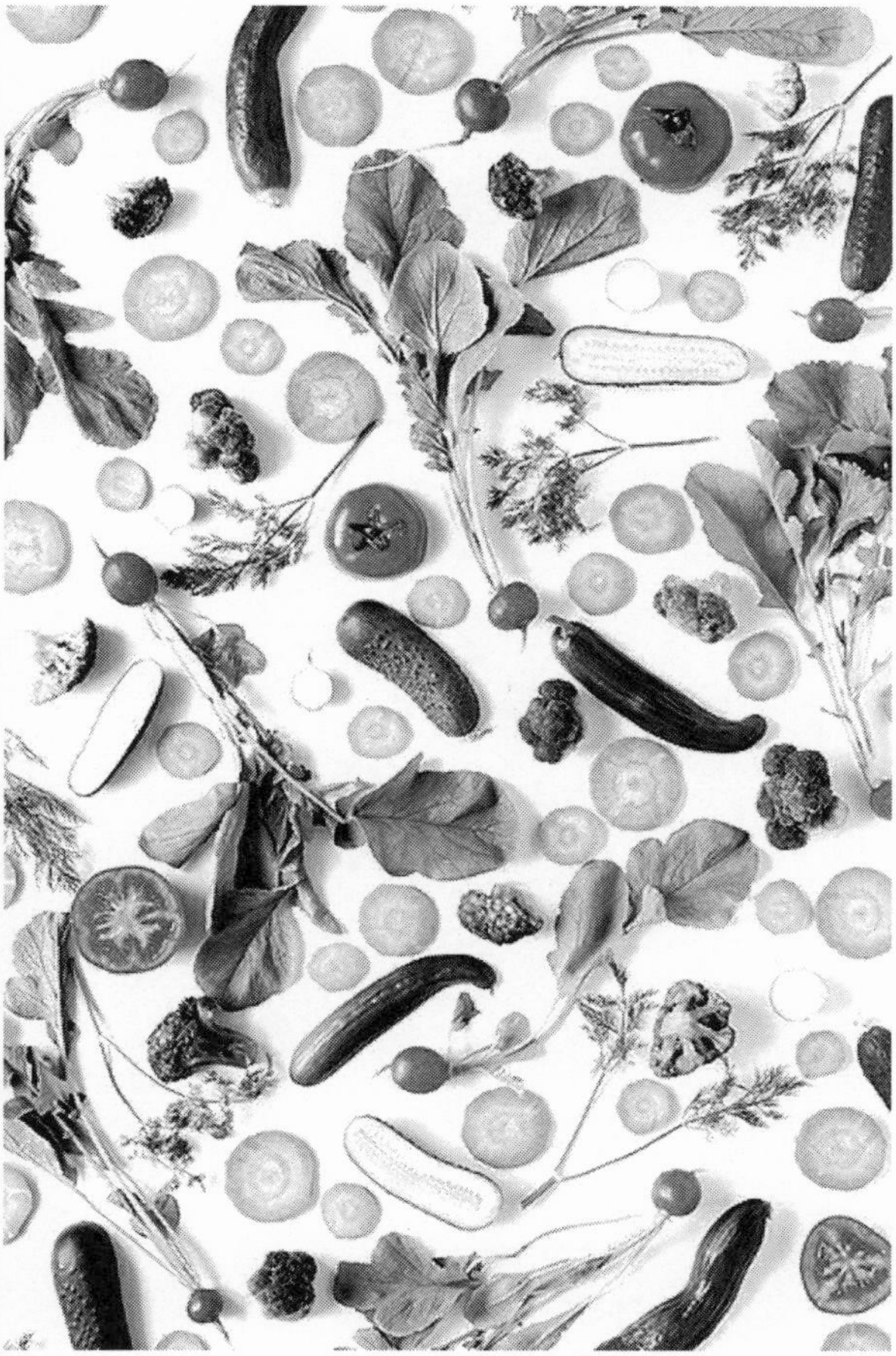

よい台所環境を整えることは、ビーガン食を始めるにあたってできる最も大事な作業の一つです。植物の世界は多様を極めるので、魅力的なビーガン食材はごまんとあります。健康的でおいしい食事をつくるための重要品目を台所に取り揃えれば、ビーガン生活を楽しむのは容易になるでしょう。

ビーガンの食生活にはさまざまな形がありますが、この章では特においしい料理をつくるうえでビーガンが揃えておきたい重要品目のいくつかを詳しくみていきます。台所にほしいものを検討するのに役立つよう、以下、食材は種類ごとにまとめました。

✽豆類（マメ科植物）✽

食物繊維、鉄分、タンパク質を得られる確かな食材という点で、インゲン豆、レンズ豆、エンドウ豆などの豆類は世界最高の栄養源に数えられます。豆類は「マメ科植物」ともいわれますが、厳密にいうと「マメ科植物」は葉や茎も含むマメ科の植物全体を指すのに対し、「豆類」はマメ科植物のうち、食べられる種子の部分を指します。

乾燥豆や豆缶は安く手に入り、栄養価と使い道の幅広さは一級品です。豆類でつくれる料理の多さにはきっと驚かれるでしょう——黒インゲン豆のタコス、五種類豆のチリ、フムス、レンズ豆カレーなど、レシピにはほぼ際限がありません。

乾燥豆と豆缶は栄養価が互角で、一長一短です。豆缶は塩分を多く含むことがあり、値段がやや高く、買って帰るときに重いという悩みがあります。乾燥豆は安くて味も間違いなくよいものの、下準備に時間がかかります。さいわい、前もって水に浸けておくか、圧力鍋を使えば、乾燥豆の調理は短時間で簡単にできます。乾燥型と缶詰型、どちらを選ぶにしても、以下の豆類はぜひ台所に貯蔵しておきたいものとなります。

黒インゲン豆は黒豆やブラックビーンとも呼ばれる小さな黒い豆で、カリブ料理、クレオール料理、メキシコ料理、南米料理、スペイン料理に好んで使われます。タコスのタンパク源として使ってみましょう。

黒目豆は世界中で栽培されていますが、アメリカ南部の料理やソウルフード（南部黒人の伝統料理）で特に重視されます。豆と米とコラードの葉を混ぜ合わせたホッピン・ジョンは古くからのソウルフードで、しばしば元旦につくられます。この料理は幸運をもたらすといわれ、黄金を象徴するコーンブレッドとともに提供されます。

ひよこ豆（別名ガルバンゾ）は薄い金色でほんのりナッツ風味がする丸い豆です。世界中で食べられていますが、とりわけファラフェルやフムスといった人気の中東料理、あるいはインドのカレー料理チャナ・マサラの具材として有名です。

レンズ豆はインゲン豆と違い、乾燥状態からすぐに調理できるのが魅力で、しかも栄養価や使い道の広さは劣りません。地元のスーパーマーケットでは何種類かのレンズ豆がみつかるでしょう。茶色や緑色のレンズ豆は最もよくみられます。四〇分ほどで調理でき、形が崩れません。アイルランド風レンズ豆シチュー、レンズ豆バーガー、レンズ豆ボロネーゼ、レンズ豆パンなどがつくれます。赤レンズ豆（実際はオレンジ色）は小さいのでおよそ一〇分で調理でき、なめらかな食感からとびきりのダルカレーの材料になります。ル・ピュイ産レンズ豆やベルーガ・レンティルは食感がよく保たれ、見ばえもするので、サラダに加えてみてください。

大豆は他の豆に比べ特に脂質を多く含みます。テンペ、豆腐、ソイカール（大豆ミートの一種）、豆乳などの原料とされ、枝豆として生で食べられることもあります。大豆食品に含まれるフィトエストロゲン（植物エストロゲン）は、大豆の健康性をめぐる多くの論争の的となってきました。けれども安心してください。フィトエストロゲンは人が摂取しても安全で、エストロゲン様《よう》の作用はごくわずかです。フィトエストロゲンが癌のリスクを高める、あるいは男性を女性化するといったことはありません。

スプリットピーは皮をむいて干したエンドウ豆で、多くの豆類と同じく、すぐれた繊維源かつタンパク源です。スプリットピー・スープのいぶしたような塩気のある風味が気に入ったら、ハムは不要と分かってうれしくなるでしょう。ハムのような舌触りを再現するにはパプリカの燻製《くんせい》をスープに加えます。

白インゲン豆はカネリーニ豆、グレートノーザンビーンズ、ネイビービーンズなど、複数の豆を合わせた総称です。クリーミーで柔らかい豆を甘くピリッとする濃厚なスープに入れたボストン風ベイクドビーンズにはネイビービーンズが使われています。

✽果物✽

さまざまな果物や野菜を食べることは、寿命をのばし、慢性病のリスクを減らすために欠かせません。世界疾病負担研究に携わる研究者たちは、毎年世界で二六三万五〇〇〇人が充分な果物と野菜を食べていないせいで命を落としていることを確かめました。研究者らは、一日六〇〇グラムの果物や野菜を食べると心臓病のリスクが三一パーセント、脳卒中のリスクが一九パーセント減るだろうと述べています。

果物に含まれる天然の糖類は気にしなくてよいものです。果物は食物繊維と水分が多いので、バランスのとれたビーガン食で摂取量を制限する必要はありません。果物には以下で扱うものを含め、さまざまな種類があります。手当たり次第に食べてみて、好みのものを探しましょう。

ベリーは抗酸化物質を多く含み、他のどんな果物よりもカロリー当たりの栄養分に富みます。なかでもブルーベリーはスーパーフードとうたわれますが、実際はすべてのベリーがこの評価に値します。NutritionFacts.com の創設者で『ニューヨーク・タイムズ』紙が選ぶベストセラー『食事のせいで、死なないために』を著したマイケル・グレガー博士は、毎日食べるべき一二の食べもののリストにベリーを含めています。

柑橘類、すなわちグレープフルーツ、レモン、ライム、オレンジなどは、ビタミンCの宝庫として知られます。酸味は甘味、塩味、苦味、旨味《うまみ》と並ぶ基本五味の一つです。例えばレモンをしぼって料理に酸味を加えれば、他の風味が引き立つうえ、ビタミンCによって鉄の吸収が促されます。

ウリ科の仲間は甘く柔らかい果肉と多量の水分を含みます。また、多くの種を持ち、固い外皮に覆われています。種類としてはカンタロープ（マスクメロン）、ハネジューメロン、スイカなどがあります。スイカはキュウリとミントによく合い、さわやかなサマーサラダになります。

ナシ状果のりんごや洋なしは、北米では秋にみのり、生もしくはサラダや焼いた形で食べます。秋の香味料であるシナモン、クローブ、ナツメグなどと組み合わせて食べてみることをお勧めします。

石果《せきか》ないし核果《かくか》は一つの大きな種のまわりに果肉をつける柔らかくて甘い果物で、桃、スモモ、ネクタリンなどがこれに含まれます（アボカドもまんなかに大きな種がありますが石果ではありません）。石果は熟して汁気が多いときに食べるとおいしいですが、すっぱい料理や甘い料理に混ぜることもできます。ピーチパイやプラムジャムはよい例でしょう。バーベキューの席では、夏のおやつに桃のグリルを食べてみてください。

トロピカルフルーツはデザートやフルーツサラダやスムージーに異国風のおもむきを加えます。アボカドやココナッツは脂質をたっぷり含むトロピカルフルーツで、料理にクリーム状の食感と面白さを添えます。バナナ、キウイ、マンゴー、パパイヤ、パッションフルーツ、パイナップルは、アメリカ本土やカナダのスーパーマーケットで容易に買えます（栽培はほとんどされていませんが）。こうしたフルーツが好きだけれど高すぎる、あるいは質が悪いと思ったら、冷凍食品コーナーをみてみましょう。おそらくカットされた冷凍のトロピカルフルーツが見つかります。これは最もみずみずしい時期に冷凍されたもので、生の果物に劣らず健康的で栄養に富んでいます。

✽アブラナ科の野菜✽

アブラナ科の野菜は地球上で最も栄養密度が高い、つまりカロリー当たりの栄養量が多い食べものです。多く含まれるのはカルシウム、カロテノイド、葉酸、鉄、ビタミンC・E・K、その他です。以下、一般的で使い道の広いアブラナ科野菜をみていきましょう。

ルッコラ（別名ロケット）は地中海地方を出身とする、ほんのりした苦味とピリッとする風味が特徴のサラダ菜です。サラダに混ぜても、ピザの上に生で添えても絶品になります。

チンゲン菜は中国キャベツの一種で、もっぱらアジア風の料理に使われ、世界中で愛されています。やさしい風味とシャキシャキした食感をそなえ、にんにくとよく合います。炒め物やフォー（麺料理の一種）にしてみましょう。

ブロッコリーといえば、元大統領ジョージ・H・W・ブッシュが嫌っていたことで有名です。伝わるところによれば、彼はこう言いました。「私はブロッコリーが嫌いです。子どもの頃から嫌いでしたが、母に食べさせられました。しかし私はいまやアメリカの大統領です。もうブロッコリーは食べません！」。しかしブッシュはおそらく、この健康的な野菜を嫌っている点で少数派といえるでしょう。

購入量でみると、ブロッコリーはアメリカで最も親しまれている緑色野菜です。人気なのも不思議ではありません。このほんのり甘い栄養豊富な野菜には、ビタミンB類やビタミンA、C、E、K、鉄、マグネシウム、カリウム、セレンなどが含まれています。加えて、ブロッコリーは他のアブラナ科野菜（ケールやキャベツなど）と同じく、スルフォラファンを含んでいます。この成分は癌リスクを減らし、血糖を安定させる効果があります。

芽キャベツは小さなキャベツに似た外見で、最近になって人気が上がってきましたが、かつてはイヤなにおいがするといわれてきました。けれどもこれは調理の問題です。芽キャベツは調理に長い時間をかけると、特にゆでると悪臭を放ちます。代わりに、にんにくと炒め合わせ、塩とニュートリショナルイーストをまぶしてみましょう。絶品です！

キャベツはお買得品です。紫キャベツ、青キャベツ、ちりめんキャベツはスープにもサラダにもなり、値段は他の葉物野菜よりずっと安価です。漬け物、サラダ、キャベツロールなどにして、この寒さに強いおいしい野菜の万能さを活かしましょう。

カリフラワーは炭水化物が少ない米やピザ生地の代替品としてよく使われます。また、カリフラワーの「手羽先」はおいしい鳥手羽の代替品にもなります。衣をつけ、オーブンで焼いてソースを塗れば、鳥手羽そっくりのものができて驚くに違いありません——しかも屠殺なし、コレステロールなしです。

ケールは世界最高峰の健康食材という評判に値します。この葉物野菜はカルシウム、鉄分、ビタミンCとKの宝庫です。ただし、人によっては生のケールが硬くて食べにくいと感じます。そのときはサラダ用ドレッシングをまぶしてケールをもみ、一時間から一晩寝かせましょう。うんと柔らかくなっておいしく食べられます。ケールは料理の具材としてもすぐれもので、チップスなら揚げ油を使わず、誰もが食べたいサクサクした塩味のお菓子になります。私が好きなのはオリーブ油をかけ、塩、ガーリックパウダー、ニュートリショナルイーストをまぶしたケールのソテーです。

✽他の野菜、ならびにトマトときのこ✽

野菜には実にさまざまなものがあり、到底このリストですべてをさらうことはできません。重要なのは、健康に悪い野菜はない、という点です。毎日野菜を食べること、色々な種類を食べることを目標にしましょう。

いつでも食事の半分は野菜であるのが理想的です。というと、毎食つけあわせのサラダが必要かのように思えるかもしれませんが、ボリュームのある野菜ラザニア、カレー、炒め物もあります。また、野菜スープ（ブロッコリーとひまわりの種のクリームスープやミネストローネ）を前菜としたり、生野菜とフムスの盛り合わせを食べたりする手もあるでしょう。サラダかスープで食事を始め、フルーツの一切れで食事を終えれば、満足感があるうえに必要な栄養量を満たすことができます。

ねぎの仲間

ねぎの仲間は玉ねぎ、長ねぎ、にんにくなどで、いずれも強い風味と健康効果があります。にんにくと玉ねぎはほとんど世界中の料理で風味と趣を添えるために使われます。また、にんにくは血圧とコレステロールを抑える作用もあります。のみならず、ネギ属の野菜は癌、とりわけ大腸癌の予防効果もあります。『アジア太平洋臨床腫瘍学ジャーナル』に載った二〇一九年の研究では、大腸癌患者とそうでない人のグループが比較されました。そこで判明したのは、ネギ属の野菜を常食している人々は大腸癌の発症率が七九パーセントも低いということでした。

とうがらしの仲間

とうがらしの仲間は甘いもの、ピリッとするもの、激辛のものまで、風味に色々な種類があります。いずれもベータカロチン、カリウム、ビタミンCを豊富に含みます。赤パプリカにはオレンジ以上のビタミンCがあります。ピーマンとパプリカは甘くて口当たりがよく、緑、赤、黄、オレンジの種類があります（初めはいずれも緑で、育ってくると種類により赤、黄、オレンジになります）。とうがらし属はファヒータ（トルティーヤに乗せるグリル料理）やサラダの具材、あるいはピザのトッピングでよく使われます。バナナピーマンは一般にピクルスとされる細長いまろやかな種類で、黄色やオレンジのものがあり、どこかバナナに似ています。ピザやサブマリン・サンドイッチに使ってみましょう。ポブラノは辛味が控えめのものからそこそこのものまであります。調理では硬い表面をあぶって焦《こ》がし、紙で覆って蒸らすことで柔らかくしましょう。冷めたら焦げた表面を削り取ります。中に詰め物をしてもよいでしょうし、ピーマンの代わりにして料理のスパイスとすることもできます。

ハラペーニョやセラーノのような辛いとうがらしは、良質なサルサやワカモレ〔アボカドソース〕の材料、あるいは挑戦好きな人に向いたピザのトッピングになります。ハラペーニョを燻製《くんせい》にするとチポトレになります。バードアイはこれより段違いに辛く、南アジア料理でよくみられます。ハバネロとスコッチボネットは、おそらく近所のスーパーマーケットで探せる最も辛いとうがらしでしょう。強力なパンチがあるので、自家製ホットソースの材料にはもってこいです。

根菜

根菜は私の好物です。安く、長持ちして、栄養も多く、自然の甘味が人々に好かれています。シンプルでおいしいものを食べたければ、ビート、人参、じゃがいも、さつまいも、かぶを食べましょう。ビートと人参は、おろしてサマーサラダに加えるか、冬にローストにすると最高の味わいになります。じゃがいも、さつまいもはビーガン食の必需品で、シチューやオーブン料理やボウル料理〔ボウル状の器に様々な具材を盛り合わせた料理〕に充実感を与える栄養豊富な素晴らしい具材です。人参、にんにく、玉ねぎ、じゃがいも、それにひまわりの種やカシューナッツ、ニュートリショナルイーストを加えて、おいしいビーガン・マカロニ&チーズ・ソースをつくってみましょう。乳製品でできたそれと違い、飽和脂肪とコレステロールを含まない健康的な絶品ができあがります。

カボチャの仲間

カボチャ属は夏カボチャと冬カボチャの二種に大別できます。冬カボチャ（カボチャ、どんぐりカボチャ、バターナッツカボチャ、そうめんカボチャ）は、北米では秋に収穫される野菜で、先住民が耕作を始めて以来、重要な食材とされてきました。インゲン豆、トウモロコシ、カボチャは多くの先住民料理で三つ揃って使われます。事実、ホデノショニ族（イロコイ族）は、仲よく育つこの三つの植物を「三姉妹」と呼びます。これらは三姉妹スープなどの人気料理で互いの栄養分をおぎない合います。冬カボチャはベータカロチン、食物繊維、マグネシウム、カリウム、ビタミンCを多く含んでいます。

冬カボチャは食べる前に調理しなくてはなりません。生のカボチャは硬く、切るのは危険でもあるので、代わりにいくつかの穴を開け、二〇〇度近くに熱したオーブンで四五分ほど、つまり包丁の刃が入りやすくなるまで熱しましょう。オーブンから出したら、少し冷まして切り開き、種を除いて身をくりぬきます。種はとっておいてオーブンで焼くこともできます。カボチャの種はおいしく歯ごたえがあり、タンパク質と良質な脂肪を含んでいます。

夏カボチャには緑や黄色のズッキーニがあり、その他、グレースクワッシュやパティパンカボチャなどの種類があります。夏カボチャの身と皮は柔らかく、生で食べることも調理して食べることもできます。冬カボチャよりも水分が多く、風味はよりまろやかです。

トマト

トマトは厳密にいうと果物ですが、もちろんフルーツサラダには入っていません！　その風味と用途は野菜に近いため、ここで解説することにします。トマトは多くの伝統料理で広く使われます。夏には新鮮なトマトがサラダやボウル料理、あるいはベジバーガーにいろどりを添えます。地元で冬に良質なトマトが手に入らなければ、塩分の少ない高品質のトマト缶を買いましょう。ソース、スープ、シチュー、カレーの具材になります。トマトに多く含まれるリコピンは何種類かの癌や心臓病の予防効果があります。

きのこ

きのこは植物学の観点からみると野菜ではなく菌類に属しますが、料理では野菜のように使われ、カロリーが低く微量栄養素が多いという栄養学的特徴も野菜に似ています。きのこは銅、葉酸、マグネシウム、亜鉛に富み、言い知れない風味をビーガン食に加えます。レンズ豆、きのこ、くるみをブレンドして、挽《ひ》き肉の代わりにしましょう。乾燥きのこやきのこ粉末はスープやソースによい香りを添えます。

✤ナッツとシード✤

ナッツとシードはすぐれたホールフードの脂肪源です。脂肪は食事に不可欠の要素で、これを充分に摂ることが、食物に含まれるビタミンA、D、E、Kの吸収効率を高めます（これらが脂溶性ビタミンと呼ばれるのは、脂肪を含む食事を通して体内での吸収が促されるからです）。体によいのは心臓と脳を健康にするオメガ3脂肪酸を含む食べものも同様で、チアシード、亜麻仁《あまに》、くるみ、海藻由来のサプリメントなどがそれに当たります。ナッツやシードを食べれば、脂肪とともに健康的な食物繊維や微量栄養素、タンパク質も取り込むことになります――他方、ビーガン・マーガリンやオイルの脂肪は栄養学的にゆたかとはいえません。どんなビーガン食品でも献立に含めることはできますが、マーガリンやオイルではなくナッツやシードのようなホールフードから脂肪の多くを摂取するのが望ましい選択です。

アーモンドはカルシウム、食物繊維、健康的な脂肪、タンパク質の宝庫です。砕いたアーモンドをボウル料理やサラダの上に散らせば、栄養がうんと増します。アーモンドバターはピーナッツを食べない人にとってピーナッツバターのよい代替品になり、それ自体としてみてもおいしく健康的です。

カシューナッツはクリーミーで濃厚な味わいを持ち、ビーガン対応のバター、チーズ、デザート、ソース業界に愛されています。ほんのり甘い風味、豊富な脂肪分、砕きやすい硬さを特徴とするカシューナッツは、水に浸してブレンドすることで、とろりとした乳製品の代替品になります。これだけでよい軽食にもなるでしょう。

チアシードは中米を原産とし、かつてはアステカ族の食事で重視されていました。栄養成分は亜麻仁と似ていて、亜麻仁やチアシードを常食していれば血圧とコレステロール値を抑えられます。亜麻仁とチアシードをオーブンで焼けば、すぐれた卵の代替品になります。卵一個の代わりに、大さじ三杯の水と大さじ一杯のチアシードもしくは亜麻仁粉末を混ぜ、ほかの調理をしながら五分から一〇分置いてゲルにしてみましょう。

亜麻仁は大変なお買い得品です。この強力な栄養源は、大さじに少しすくって朝のスムージーやオートミールに加えたり、お好みのチリやソースやシチューに混ぜたりすることができます。亜麻仁はタンパク質やオメガ3脂肪酸のような健康的な脂肪、さらに銅、マグネシウム、リン、ビタミンB1に富んでいます。

これらの栄養を効率的に摂取したければ、亜麻仁は大きな助けになるでしょう。未加工の亜麻仁を買って挽《ひ》いてもよいですし、粉末のものを買うこともできます。挽いたら酸化防止のために冷蔵しましょう。亜麻仁の粉末は焼き固めれば立派な卵の代替品になりますし、チリやレンズ豆ボロネーゼをはじめ、心温まる料理に混ぜこむのにも適しています。

ピーナッツは植物学的にはマメ科に属しますが、ナッツに似ています。アメリカでは大変人気の食べもので、二〇二〇年にはアメリカ人一人が平均七・六ポンド〔約三・四キログラム〕のピーナッツを食べました。これは記録的な消費量ですが、数字は毎年着実に上昇しています。その大きな要因はピーナッツバターの消費にあります。ピーナッツバターは大さじ二杯〔三二グラム〕につき、一六グラムの脂肪と、八グラムのタンパク質を含みます。トーストに塗る、サンドイッチに挟む、スムージーに混ぜる、あるいはスパイシーなピーナッツ・ソースをつくって豆腐や麺にかけるといった食べ方がお勧めです。

カボチャの種はひまわりの種と並んで、安く、使い道が幅広く、アレルギーの危険が少ないナッツの代替品になります。ボウル料理、エナジーボール〔ナッツや果物を団子状に固めたお菓子〕、グラノーラ、サラダ、トレイルミックスに加えてみましょう。カボチャの種は血圧を抑えるマグネシウムの宝庫です。

ひまわりの種はビーガン製のチーズやソースに使うカシューナッツの理想的な代替品になります。カシューナッツよりもややタンパク質が多くて脂肪が少なく、よい香りがします。また、ひまわりの種はカシューナッツよりも栽培時の水使用量が少ない点で環境にもやさしく、アメリカ、ヨーロッパ、カナダでも育てることができます。もう一つの利点は値段です。カシューナッツの四分の一ほどで済みます。ひまわりの種はおやつにも最適で、アレルギーへの配慮から給食でのナッツやピーナッツの使用を禁じている地域でも安心して使えます。

くるみはオメガ3脂肪酸とαリノレン酸（ＡＬＡ）の宝庫です。くるみ一オンス（二八グラム）には二・五グラムものＡＬＡが含まれています。この量は一日推奨摂取量――男性一・六グラム、女性一・一グラム――を超えています。バジル、にんにく、レモン汁、ニュートリショナルイーストと混ぜて、おいしいビーガン・パスタソースをつくってみましょう。

✽全粒穀物✽

全粒穀物をたくさん食べると寿命がのびるかもしれません。二〇一五年、『アメリカ医師会ジャーナル――内科編』に掲載されたある論文は、一二万八〇〇〇人のアメリカ人を追った二つの大々的な疫学調査から得られた知見を報告しました。研究者らの発見によると、一日一オンス(二八グラム)の全粒穀物を食べていた人々は、観察期間中の死亡率が五パーセント低く、心血管疾患による死亡率は九パーセント低かったといいます。

一日の始めにオートミールやオーバーナイト・オーツ(豆乳やアーモンドミルクにオートミールを浸けて一晩冷蔵した簡易食)を食べるのは、全粒穀物を多めに摂るよい方法です。ポップコーンはおいしい全粒穀物のお菓子です。

玄米、そばの実、ファッロ(古代小麦)、雑穀、あるいはキヌアでプロテイン・ボウルをつくるのも、全粒穀物を食事に加える簡単な選択肢の一つです。キヌアやそばの実が穀物ではなく擬穀類なのは覚えておきたいところですが、どちらも穀物のように食べられ、栄養学的な長所も似ています――しかもこれらはグルテンフリーです。

✿ハーブ、スパイス、香辛料✿

ハーブやスパイスや香辛料には非常に多くの種類があり、そのすべてを紹介することはできません。ここでは私がビーガン料理をつくる際に便利だと感じる数種類のものを紹介します。

多くのスパイスは食事によい香りと奥ゆかしさを添えるのに加え、抗炎症作用を持っています。

そのなかでもビーガンにとって重宝するのはしょうがやターメリックです。その他、私が常備しておくハーブやスパイスとしては、バジル、チリパウダー、シナモン、クミン、カレー粉、ガラムマサラ、ミント、オレガノ、胡椒（黒と白）、セージ、スモークパプリカ、塩（コーシャーソルト、ヒマラヤ岩塩、海塩、燻製塩《くんせいえん》）があります。

ビーガンが持っておきたい香辛料やソースといえば、マスタード（イエロー、ディジョン、ホット、粒入り）、酢（バルサミコ、プラム、ワイン、みりん、米）、醤油、シラチャーソースも挙げられるでしょう。

✽ビーガンの代替肉製品✽

ビーガンの代替肉製品は急速に種類と人気を増しています。今日では見た目も香りも動物性のものにそっくりなビーガン対応のバーガーやソーセージ、「チキン」フィンガーを買うことすらできます。栄養成分はそれぞれ異なりますが、基本的に脂肪分、タンパク質、塩分を多く含む傾向があります。

脂肪分と塩分が多い点で、これらの食品はビーガンが食べる他のタンパク源、すなわちインゲン豆やレンズ豆、セイタン、テンペ、豆腐などに比べると健康によくありません。しかし飽和脂肪は一般に元の肉製品よりもだいぶ少なく、コレステロールも含みません。ビーガンの代替肉製品は生産にともなう温室効果ガスの排出量も、土地や水の使用量もずっと少なくて済みます。健康上の理由でこうした食品を避けるビーガンもいますが、バランスのとれた食事の一環でときおりこれらを食べることは充分可能です。

✽ビーガンの代替乳製品✽

ビーガンが非ビーガンから特によく聞かされることの一つはこれです。「ビーガンにはなりたいけどチーズは諦められない！」。しかしビーガンのバター、チーズ、クリームチーズ、ミルク、ヨーグルトなど、良質な代替品がたくさん現われたため、乳製品を手放すことは日に日に容易になりつつあります。健康的なビーガン食生活をめざすなら、水素添加油脂よりもカシューナッツのようなホールフードを多く使ったものを選ぶようにしましょう。栄養補強された代替乳はよい選択肢です（カナダの代替乳に添加されているのはカルシウム、ビタミンB12、ビタミンDで、アメリカのそれに添加されているものはまちまちです）。水素添加油脂、飽和脂肪、塩分、添加糖類が多い代替乳製品はほどほどに満喫しましょう。

✽甘味料✽

料理に甘味を加えるものはいくつかあります。白砂糖とブラウンシュガーは一般的ですが、アメリカで売られる白砂糖とブラウンシュガーのほとんどは精製の過程で骨炭《こったん》（次ページ参照）を使うのでビーガン対応ではありません。アガベシロップ、ココナッツシュガー、デーツシロップ、メープルシロップ、糖蜜は、白砂糖とブラウンシュガーの代わりに使える甘味料です（味はそれぞれ違います）。カナダでつくられる白砂糖とブラウンシュガーはほとんどがビーガン対応です。蜂蜜は動物性食品なのでビーガン対応の甘味料ではありません。

焼き菓子などをつくるときは、ただ白砂糖を同量の代替品に置き換えるのではなく、加えるべき甘味料の分量を示したビーガン・レシピを参照しましょう。いずれも特徴が異なるので、できあがるものが違ってくるかもしれないからです。

カルシウム、鉄、その他のミネラルに富む廃糖蜜をのぞき、こうした甘味料はエネルギー源にこそなれ、大した栄養源にはなりません。世界保健機関は、添加糖類の摂取を一日小さじ五〜一二杯にとどめるよう推奨しています。ここに挙げた甘味料はいずれも添加糖類にカウントされます。なるべく糖分が少ない食事に慣れ、天然の糖類を含む果物を食べたり、甘いお菓子を食べ控えたりするのがよい選択です。

【食品ラベルを読む】

ビーガンになると、個々の商品が自分の生活スタイルに合うか確かめるために、原材料のラベルを読むようになるでしょう。卵、肉、牛乳のような分かりやすいもののほかに、聞きなれないけれども動物性であることを示すいくつかの成分名があります。以下が注意すべき成分のリストです。もっとも、間違いを犯しても気に病むことはありません。ビーガンになるというのは完成に至ることを意味するのではなく、むしろ自分の体と動物たちと地球のためになる大きな変化を遂げることを意味するのです。あれやこれやの間違い、特に微量成分に関する間違いを犯したとしても、自分の健康や環境や動物たちに大きな影響がおよぶことはありません。

アルブメン　卵白。

骨炭　動物の骨を焼いたもの。アメリカではしばしば白砂糖やブラウンシュガーを精製する過程で使われる（カナダやイギリスの砂糖ブランドはほとんどがビーガン対応）。

カルミン　コチニールやコチニールエキスとも。つぶした虫〔カイガラムシ〕からつくられる赤い染料。

カゼイン　牛乳や他の乳製品に含まれるタンパク質。

ゼラチン　動物の骨、靭帯《じんたい》、皮膚、腱を煮て抽出されるタンパク質。

乳糖（ラクトース）　牛乳に含まれる糖。

ラード、タロー　動物の組織を精製して抽出される脂肪。豚脂がラード、牛脂がタロー。

L‐システイン　アミノ酸の一種。合成でもつくれるが、あひるや鶏の羽、さらには人間の髪の毛から抽出されることが多い。保存期間をのばす目的で一部のパンに使われる。

シェラック　別名「菓子屋の光沢剤」。ラックカイガラムシから分泌される樹脂状物質。一部の菓子類、チョコレート、アイスクリームのコーン、錠剤をコーティングするのに使われる。

ビタミンD3　別名コレカルシフェロール。よくみられる添加栄養素で、一般に羊毛から抽出される（ビタミンD2は常にビーガン対応で、ビタミンD3もサプリメントのものは地衣類からつくられるが、添加栄養素のビタミンD3は非ビーガン対応）。

乳清（ホエイ）　チーズをつくる過程で牛乳を固めて漉《こ》したあとに残る高タンパクの液体。

第四章　植物性のタンパク質

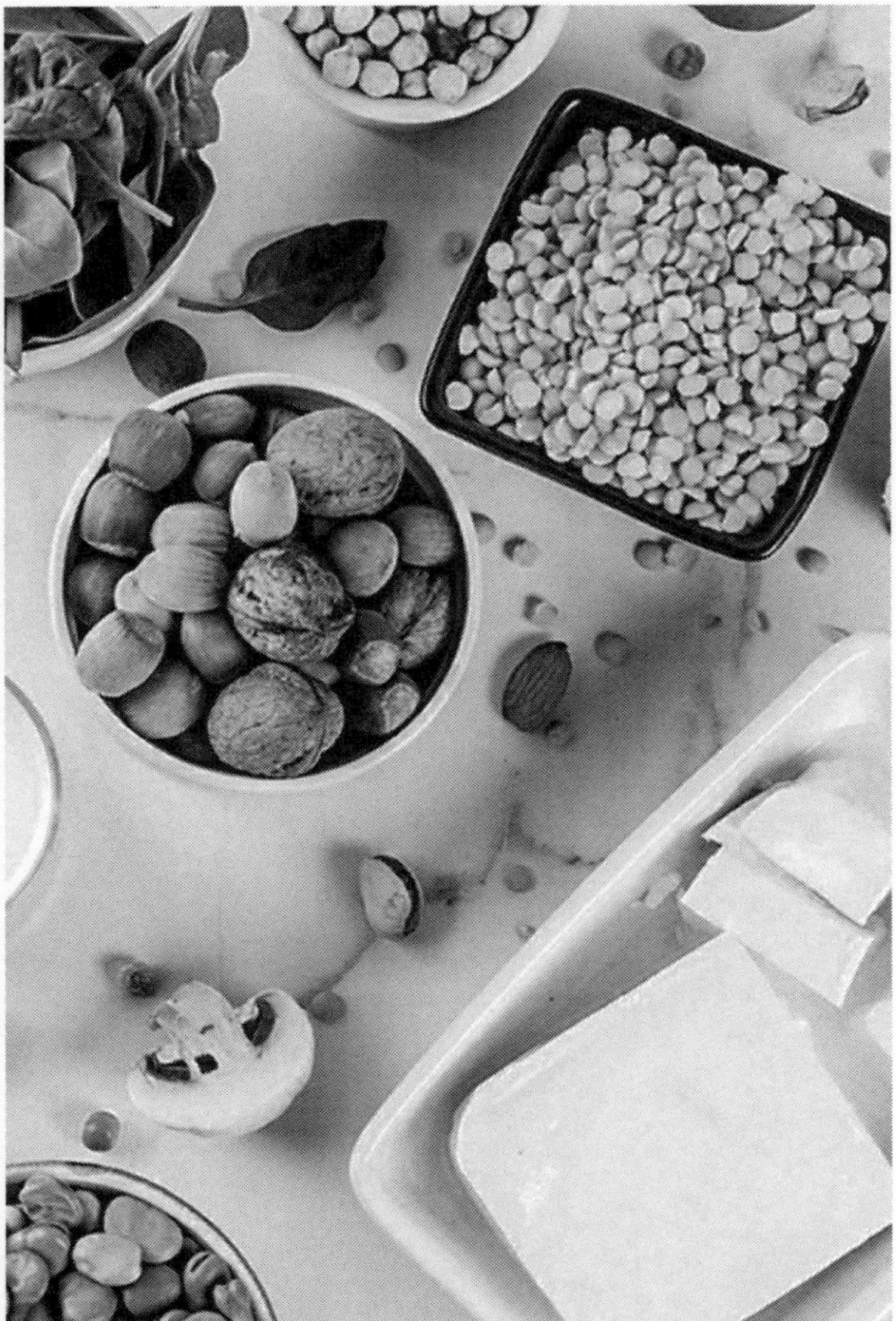

人々はタンパク質というと、チーズや卵、魚、肉、その他の動物性食品を指すものと考えがちなので、ビーガンは充分なタンパク質を摂れないと思われてしまいます。そのため、ビーガンはしばしば「タンパク質はどうするの?」という質問を受けます。実際には、すべての植物ホールフードが一定量のタンパク質を含んでおり、そもそも地球に存在するすべてのタンパク質は植物に由来します。

✽タンパク質のなぞを解く✽

タンパク質はバランスのとれた健康的な食事の一要素で、アミノ酸の結合体からなります。いくつかのアミノ酸は必須(つまり私たちが食物から得なければならないもの)であり、いくつかは私たちの体が他の栄養素から合成できるものです。タンパク質は人体のなかで、骨や筋肉や組織、さらにホルモンや酵素をつくるために使われます。また、エネルギー源にもなります。炭水化物と同じく、タンパク質は一グラムあたり四カロリーを供給します。脂肪は一グラムあたり九カロリーです。

料理の世界ではタンパク質に富む動物性・植物性の食品を単に「タンパク質」と呼ぶのがならわしですが、これは食品を単純化しすぎています。食品を「タンパク質」と呼ぶと、そこに含まれる他の微量栄養素のすべてがかすんでしまいます。魚肉、畜肉、家禽肉にはタンパク質が含まれていますが、そこには大量の脂肪も含まれ、その大部分は飽和脂肪やコレステロールからなります。植物性のタンパク源であるインゲン豆、レンズ豆、セイタンなどは、徐放性《じょほう》炭水化物(訳注1)のすぐれた供給源でもあり、豆腐やテンペは炭水化物、健康的な脂肪、そしてタンパク質をバランスよく含みます。というわけで問題は、タンパク質とともに何がほしいか、ということになります。健康のためには食物繊維や徐放性炭水化物とセットになったタンパク質（レンズ豆のような植物ホールフード）を摂るほうが、飽和脂肪やコレステロールとセットになったタンパク質（食肉など）を摂るよりも遥かに望ましいといえます。

もう一つ覚えておきたいのは、タンパク質は一日に食べるあらゆる食品群を通して加算されていくという点です。全粒穀物はすぐれたタンパク源です。オートミール一カップを水と合わせれば六グラムのタンパク質が得られ、一カップの豆乳と合わせれば一三グラムのタンパク質が得られます。一カップ分の生のブロッコリーには二・六グラムのタンパク質が、同量のラズベリーには一・五グラムのタンパク質が含まれています。食事で摂取するタンパク質のかなりの部分は、一般に「タンパク質」に分類されない食べものに由来します。

訳注1　時間をかけて消化されるため、持続的にエネルギーを供給する炭水化物。

✽どれだけのタンパク質が必要か✽

さまざまな植物性食品を食べる人は、充分量のカロリーを摂るかぎり、タンパク質の必要量を満たせないということはまずありません。成人（一九～五九歳）の場合、一日の推奨摂取量は体重一キロあたり〇・八グラムです。植物ベースの食事では一キロあたり約一グラムとなります。一つの植物性タンパク源ですべての必須アミノ酸を充分に摂れることは稀なので、多様なものから少し多めにタンパク質を摂るのが賢明です。したがって例えば体重が六〇キロの場合、一日およそ六〇グラムのタンパク質が必要ということになります。

もちろんこれは日安にすぎません。すべての体は異なり、一部の人々はより多くのタンパク質を必要とします。植物ベースの食生活を送る運動選手なら、トレーニングの量によっては一日に体重一キロあたり一・一～二グラムのタンパク質が必要になるでしょう。ただし、体重一キロあたり二グラムのタンパク質は、集中的なトレーニングを行なう短期間だけに要される量で、ほとんどの運動選手は一日に体重一キロあたり一・三～一・五グラムのタンパク質を必要量とします。したがって体重五七キロの運動選手は一日に七四～八六グラムのタンパク質を要することになります。この量は植物のホールフードから得られますが、一部の選手は便利なビーガン対応のプロテインパウダーを利用します。

すべての食事にタンパク源を含め、一日を通してタンパク質を摂るのが理想的です。トレーニングによる筋肉増強の効果を高めたければ、トレーニング終了から二時間以内に炭水化物とタンパク質を含む食事やおやつを摂りましょう（早いほど効果的です）。

運動選手か否かにかかわらず、バランスのとれた植物ベース食で必要量のタンパク質を摂取するのが簡単で味覚的にも満足できる方法です。インゲン豆、レンズ豆、ナッツ、シード、それに大豆製品のテンペや豆腐や豆乳など、タンパク質に富む多様な食品を日々食べましょう。それに加え、週に何度かはビーガンのバーガー、ソーセージ、「チキン」フィンガーのような代替肉製品を食べたくなるかもしれません。

✽タンパク質の質✽

どれだけのタンパク質を食べるかとともに、どんなタンパク質を食べるかも重要な考慮事項です。健康的なビーガン食では、多くの良質なタンパク質で体の必要量を満たすことができます。多少の計画と目標を立てれば、体に必要な質と量のタンパク質を難なく摂取しつつ、ビーガン生活を謳歌《おうか》できます。

消化率

タンパク質の消化率は、その生体利用効率、つまりどれだけそのタンパク質を体が利用できるかを表わします。植物性タンパク質は総じて動物性タンパク質よりもやや消化率が劣ります。ビーガンに多めのタンパク質摂取を勧める一つの理由はここにあります。

タンパク質の消化率を測るにはいくつかの計算法があり、タンパク質消化率補正アミノ酸スコア（PDCAAS）もその一つです。牛乳のPDCAASは最高の一、大豆も高得点の〇・九一です。多くの野菜や豆類は〇・七〇〜〇・七八の範囲にあります。つまり、同量のタンパク質を含む牛乳とレンズ豆を比べた場合、私たちは牛乳ならそのタンパク質の一〇〇パーセントを、レンズ豆なら約七〇パーセントを利用できるということです。ピーナッツのスコアは〇・五二、小麦のそれは〇・四二となります。

ビーガン食では多くの種類のホールフードを食べ、充分なカロリーを摂取しましょう。そうすればタンパク質の消化率スコアを気にする必要はありません。EPICオクスフォード研究やアドベンチスト健康研究2のようなビーガン食の研究では、ビーガンが総じて充分なタンパク質を摂り、ビーガン食で元気にやっていけることが示されています。ただし、植物性タンパク質の消化率を考えるなら、充分なタンパク質摂取が重要だとはいえます。これもまた、ビーガン食に良質な大豆を含めるべき理由の一つです。そしてこれは果物や生《なま》もののみの食生活を勧められない理由でもあります。豆類なしの食事ではタンパク質の消化率が低くなるからです。

必須アミノ酸

タンパク質はアミノ酸でできています。つまりアミノ酸はタンパク質の構成要素です。二〇種類のアミノ酸があり、うち九種は必須アミノ酸に分類されます。この九種は体がつくれないので食物から取り込まなくてはなりません。すべてのアミノ酸が揃わなければ私たちは筋肉や組織をつくることができないので、必須アミノ酸はいずれも充分に摂ることが大切です。

ビーガンのホールフードには全九種の必須アミノ酸が含まれています。ただしリジンだけは特殊なので、次にこれを説明します。

リジン

リジンはビーガン食のなかで最も一般的な制限アミノ酸、つまり体が組織をつくろうとする際に不足しがちなアミノ酸です。というのも、リジンを充分に含むのは特定のビーガン食品に限られるからです。さいわい、ビーガンのリジン源には良質なものがたくさんあり、それらを食事に含めれば容易にリジンの必要量を満たせます。

インゲン豆、レンズ豆、カボチャの種、キヌア、セイタン、テンペ、豆腐、豆乳は、いずれも良質なホールフードのリジン源です。代替肉製品やプロテインパウダーを食事に含めるなら、それもよいリジン源になります。

日々の食事でタンパク質に富むさまざまな食品を食べれば、充分量のリジンを摂るという点も含め、必要とされるだけのタンパク質を取り込むことができます。普通、ビーガンは特に充分なリジンを摂ろうと心がけなくても問題ありませんが、リジンのことを考えれば、ビーガン食から豆類や大豆食品を取り除くのは危ういと分かります。

【豆腐の調理】

豆腐は必須アミノ酸のリジンに富む食品ですが、どう調理するか悩ましいかもしれません。ちょっとしたアイデアを紹介します。

●豆腐プレスを使うか、豆腐を二枚の皿のあいだに挟んで重石《おもし》を乗せ、二〇分、水切りをします。これによって余分な水分がなくなり、食感がよくなります。また、豆腐に味が染みやすくなります。

●水切りを終えたら、鶏肉と同じように豆腐をマリネにしましょう。醤油、メープルシロップ、しょうが、にんにくを混ぜると素敵なマリネになります。

●少量の油で豆腐を炒めるか、オーブンやエアフライヤーでカリカリにしましょう。

完全タンパク質と不完全タンパク質の神話

不完全タンパク質の神話は、はからずも一九七〇年代にフランシス・ムア・ラッペが『小さな惑星の緑の食卓』を出版したことで生まれました。ラッペはこの記念碑的著作のなかで、世界の飢餓は食料不足の問題ではなく、食料分配の問題だと論じました。この本は多くの人に影響を与えました。何を隠そう、私もこれを大学時代に読んだことが大きなきっかけでベジタリアンになり、ビーガニズムへ至る道を歩み始めたのです。

ラッペの著書に込められたメッセージは極めて重要ですが、そこにはもう一つの、タンパク質に関するメッセージが含まれていました。植物性タンパク質は充分量の全必須アミノ酸を含まないので、食事ではそれらを組み合わせる必要がある、とラッペは述べています。例えば米と豆、あるいは全粒粉パンとピーナッツバターを組み合わせるという具合です。これらのメニューは魅力的な組み合わせで、全必須アミノ酸を含んでいますが、ビーガンはそこまでこの問題に神経質になる必要はありません。

必須アミノ酸が私たちの体内で結合し、筋肉や骨や他の組織の形成に使われるという点は、ラッペのいう通りです。しかしながら、食事のたびごとにタンパク質の補完を考える必要がある

（全九種の必須アミノ酸が揃うように食物の組み合わせを考える必要がある）とした点で、ラッペは間違っていました。私たちが全九種の必須アミノ酸を摂らなければならないのは確かですが、毎食そのすべてを摂る必要はありません。人体は必要なときのために、取り込んだアミノ酸をしばらくのあいだ貯蔵します。変化に富む食事でタンパク質が豊富な食べものを摂取していれば、必要なアミノ酸を必要な組み合わせで取り込むことができます。

✿タンパク質の量✿

タンパク質はあらゆるビーガンの食品グループに広く含まれています。次の表は各食品カテゴリーに属するいくつかのビーガン食材のタンパク質量を示したものです。植物のホールフードはいずれも一定量のタンパク質を含みますが、特にインゲン豆、レンズ豆、セイタン、代替肉、大豆食品はすぐれたタンパク源といえます。

おもなビーガン食品のタンパク質

	分量	タンパク質量
豆類と大豆食品		
黒インゲン豆	調理済み 1/2 カップ	7.5
ひよこ豆	調理済み 1/2 カップ	7
枝豆	85 グラム	9
さやインゲン	調理済み 1/2 カップ	7.5
レンズ豆	調理済み 1/2 カップ	9
緑豆	調理済み 1/2 カップ	7
うずら豆	調理済み 1/2 カップ	8
スプリットピー	調理済み 1/2 カップ	8
テンペ	85 グラム	17
豆腐	85 グラム	7
ナッツとシード		
アーモンドバター	32 グラム／大さじ 2 杯	7
チアシード	28 グラム／大さじ 3 杯	5
亜麻仁	28 グラム／大さじ 3 杯	5
ヘンプシード	28 グラム／大さじ 3 杯	9
ナチュラル・ピーナッツバター	32 グラム／大さじ 2 杯	8
カボチャの種	28 グラム／ 1/4 カップ	7
生アーモンド	28 グラム／大さじ 3 杯	6
生カシューナッツ	28 グラム／大さじ 3 杯	5
ロースト・ピーナッツ	28 グラム／大さじ 3 杯半	7
ひまわりの種	28 グラム／大さじ 3 杯半	7
くるみ	28 グラム／ 1/4 カップ	4
穀物		
大麦（乾燥）	50 グラム	6
玄米（生）	50 グラム	4.5
そばの実（乾燥）	50 グラム	6.5
コーン・トルティーヤ	3 枚（48 グラム）	3
粟（乾燥）	50 グラム	5.5
オーツ麦（乾燥）	50 グラム	6
ポップコーン（ポップ前）	50 グラム	3.5
キヌア（乾燥）	50 グラム	6.5
白米、ジャスミン米（生）	50 グラム	4
全粒粉パン（デイヴス・キラー）	1 スライス（42 グラム）	4

野菜		
ルッコラ	85グラム	2
ピーマン	85グラム	1
ブロッコリー	85グラム	2
芽キャベツ	85グラム	3
人参	85グラム	1
カリフラワー	85グラム	1
ケール	85グラム	3
マッシュルーム	85グラム	2.5
ほうれん草	85グラム	2
さつまいも	85グラム	1
果物		
りんご	1カップ（125グラム）	0.5
あんず	1カップ（155グラム）	2
バナナ	1カップ（150グラム）	1.5
キウイ	1カップ（180グラム）	2
マンゴー	1カップ（165グラム）	1.5
ネクタリン	1カップ（155グラム）	1.5
オレンジ	1カップ（180グラム）	1.7
パパイヤ	1カップ（145グラム）	0.5
なし	1カップ（125グラム）	0.5
すいか	1カップ（154グラム）	1
代替肉製品		
ビヨンドミート・バーガー	1個（113グラム）	20
ビヨンドミート・ソーセージ	1本（76グラム）	16
フィールド・ロースト・ソーセージ（りんごとセージ）	1本（96グラム）	26
ガーデイン・チキン・ストリップ	1/3パック（82グラム）	13
ガーデイン・ミートレス・ミートボール	3個（90グラム）	15
インポッシブル・バーガー	1個（113グラム）	19
ライトライフ・バーガー	1個（100グラム）	20
ラブ・セイタン・クラシック・セイタン	100グラム	26
トーファーキー・ソーセージ	1本（99グラム）	24
イヴ「ザ・グッド・ベジバーガー」	1個（75グラム）	13

* タンパク質量は0.5グラム単位の概数。出典：USDA Food Data Central

第五章　炭水化物と食物繊維

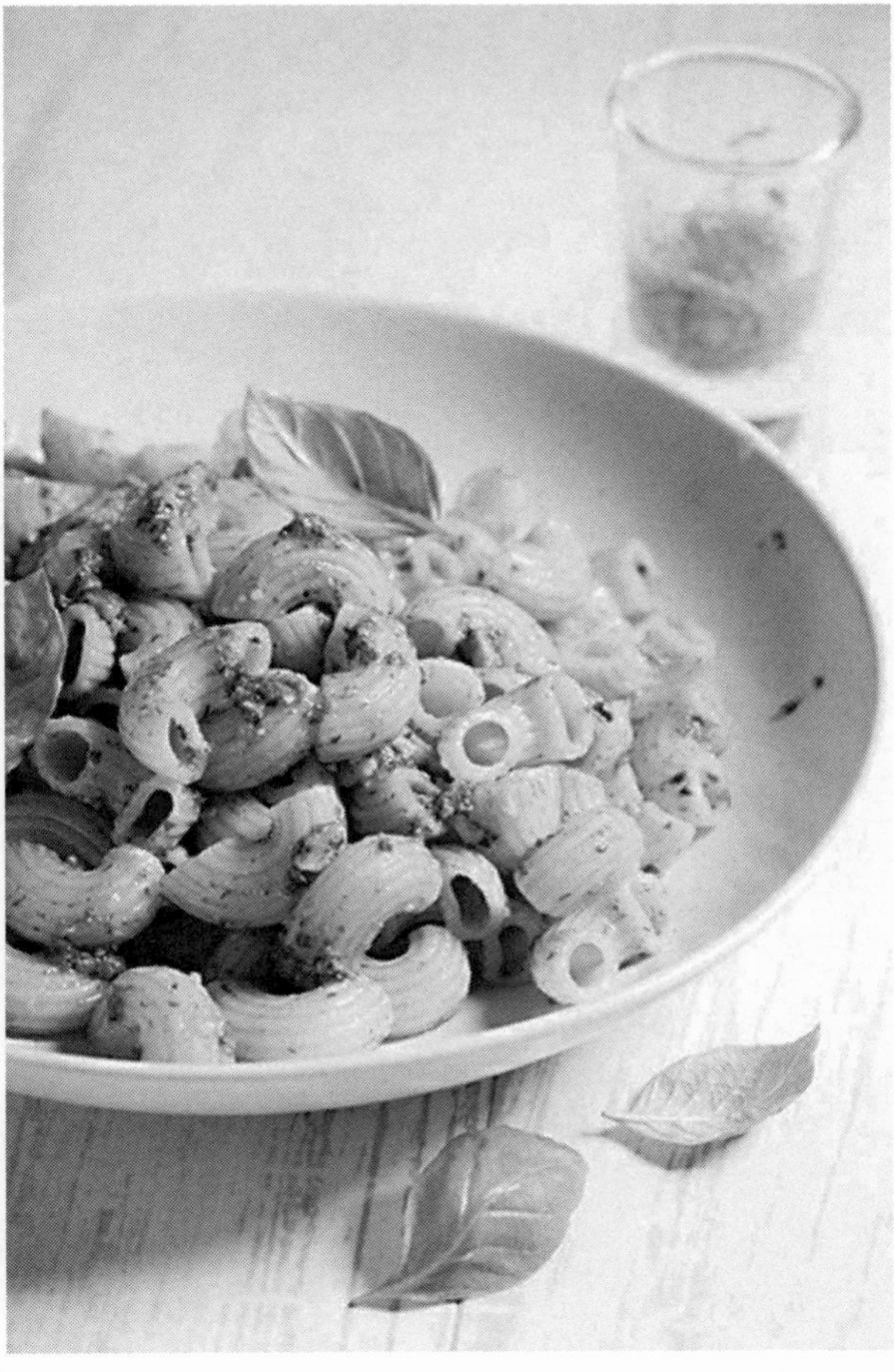

炭水化物は食物に含まれる糖類やデンプンで、ほとんどは植物性食品に由来します。植物は太陽からエネルギーを得ることができますが、動物にはそれができません。そして、太陽光をエネルギーに換えるこの光合成というプロセスを通し、植物は酸素と、ブドウ糖という糖類の一種、つまり炭水化物をつくります。人間や他の動物の多くはエネルギーのため、とりわけ健全な脳活動のために炭水化物を必要とします。植物ベースの食事では、炭水化物はあらゆるホールフードに含まれています。

✽炭水化物のなぞを解く✽

残念なことに、重要なエネルギー源でありながら炭水化物はひどい評判を買っています。私たちの社会ではタンパク質が崇拝され、炭水化物はメディアによって悪いものだと言い触らされています。

しかしながら、炭水化物をめぐってはさまざまな混乱がみられます。例えばドーナツやクッキーは「炭水化物」と呼ばれることが珍しくありません。ドーナツに炭水化物が含まれているのは事実ですが、そこには大量の脂肪も含まれています。チョコレートがかかったクリスピー・クリーム・ドーナツ一つは二一〇カロリーで、うち一一〇カロリーは脂肪です。つまりドーナツは単なる「炭水化物」ではありません。一般に食べものをその主たる栄養素の名前で呼ぶのは、健康的な食事法を理解・設計するうえでよいこととはいえませんが、あえてそれをするなら、ドーナツは「炭水化物」ではなく「脂肪」というべきでしょう。

炭水化物の評判はひどいので、多くの人々はその消費量をごく低めに抑えています。この消費制限は口臭、便秘、疲労、思考不良、消化不良、さらに全体的な虚弱など、即時的な副作用をもたらすことがあります。また、長期的には心臓病、癌、骨粗鬆症《こつそしょうしょう》の発症リスクを高めます。低炭水化物ダイエットの研究はまだ始まったばかりですが、早い時期からこの食事法は多くの人にとって健康的ではないことが示されてきました。低炭水化物ダイエットに関わる一つの問題は、一部の人々が炭水化物を脂肪で置き換えること、それもしばしば飽和脂肪やコレステロールに置き換えてしまうことです。より確実に健康を高めたければ、むしろ添加糖類の摂取を控え、食物繊維を多く摂り、脂肪については不飽和脂肪を中心に摂ることを心がけましょう（健康的な脂肪については第六章をご覧ください）。

✽炭水化物の種類✽

すべての炭水化物が同じではありません。ある炭水化物は、インゲン豆や果物、穀物、野菜、ナッツなど、植物のホールフードに含まれるものです。これは健康的な脂肪や食物繊維、タンパク質などの栄養素とセットで体内に取り込まれます。食物繊維を含む食べものの炭水化物は長い時間をかけて徐々に血管内に放出されます。そして食物繊維は植物だけに含まれています。

添加糖類に由来する炭水化物は加工を経ており、繊維のほとんどを失っています。食品でいえば、焼き菓子、ケチャップや海鮮醤などのソース、甘味飲料などがその例となります。これらの炭水化物源はときおりの楽しみにとどめ、基本的には炭水化物と食物繊維を豊富に含むもので献立を考えるのがベストです。白パン、白パスタ、白米なども栄養素と食物繊維の一部を失っています。これらの食品を健康的なビーガン食に含めることはできますが、それよりも全粒穀物を多く食べましょう。

単純炭水化物

単純炭水化物は体内ですぐに分解され、手早くエネルギーになります。単純炭水化物を含むのは果物、菓子類、精製糖、甘味飲料などです。単純炭水化物はすぐに爆発するエネルギーを供給しますが、脂肪や食物繊維やタンパク質なしに単体でこれを摂取すると、エネルギーの爆発に続いて反動が訪れます。

単純炭水化物は持久力競技の燃料を欲する運動選手にとっては大いに役立ちます。また、単純炭水化物はデザートやドリンクにおいしい甘味を加えもします。ただ、こうしたおやつは魅力的ですが、健康のためにはほどほどの摂取にとどめることが推奨されます。

世界保健機関は遊離糖類（脂肪、食物繊維、タンパク質をともなわない炭水化物）の摂取量を一日小さじ五～一〇杯にとどめるよう奨励しています。ただし、自然の果物や野菜に含まれる糖類は遊離糖類に入らないことを押さえておく必要があります。というわけで、糖類が添加されたものを堪能するのはときどきにとどめ、出てきたら味わう程度にするのが最善といえます。遊離糖類を制限するのがつらいようなら、摂取量を減らし、デザート代わりに果物を食べ、単純炭水化物に富むものは食事の一環として食べましょう。こうすることで、血中への糖の放出がゆっくりになります。

複合炭水化物

複合炭水化物は多糖類ともいわれ、長くつらなった糖分子からなります。このため、複合炭水化物は単純炭水化物よりも体内での分解に時間がかかります。食べもののなかでは白パン、白パスタ、白米など、デンプン食品のすべてがこれに当たります。しかし最も健康的な複合炭水化物は豆類、デンプン質の野菜、全粒穀物で、これらは食物繊維が多いため、より時間をかけて消化されます。

米、小麦、大麦、オーツ麦などの穀物はデンプン質の食用植物です。全粒穀物は三つの部分、すなわち糠層《ぬか》、胚芽、胚乳からできています。糠層は穀物の外殻です。胚芽は種子の胚で、芽吹いて植物になる部分です。胚乳は穀物のなかの貯蔵食料源に当たり、胚芽が芽吹いて育つためのエネルギーを与えます。この複雑なつくりゆえに、全粒穀物にはさまざまな栄養素が詰まっています。糠層にはビタミンB類、食物繊維、ミネラルが、胚芽にはビタミンB類、ビタミンE、健康的な脂肪が、胚乳には炭水化物、タンパク質、ビタミン類が含まれます。

未精製炭水化物

未加工の全粒穀物やデンプン質の野菜は未精製炭水化物の源です。大麦、玄米、全粒小麦、そばの実、きび、おおばこ、じゃがいも、さつまいも、ブルグル〔乾燥挽きわり小麦〕、ファッロ〔殻付き小麦〕、ポップコーン、テフ、冬カボチャなどがおもな例です。「未精製」「未加工」という語は、穀物が挽《ひ》かれておらず、糠層や胚芽を失っていないことを意味します。未加工の果物と野菜も未精製炭水化物を含みます。

精製炭水化物

精製炭水化物はいくらかの加工を経たものです。全粒穀物とは対照的に、精製穀物は挽かれているので糠層や胚芽を失っています。それが食品原料として好まれるのにはいくつかの理由があります。まず、精製穀物は脂肪が少ないので長く保存がききます。全粒穀物は脂肪のために品質が変わりやすく、においが悪くなることがあります。精製炭水化物が食品製造業者に好まれるのは、味がよく、全粒穀物のように微妙な味わいと舌触りで人を選ぶことがないからでもあります。最後に、食品製造業者からすると、精製穀物はピザ生地やサンドイッチ用のパンなどをおいしそうな見た目に仕上げやすいという事情もあります。

時に製造業者は精製炭水化物をおぎなうために栄養を添加することもあります。パスタはしばしばビタミンB類や鉄分を添加されます。朝食用のシリアルや白パンも、加工で失われる一部の栄養素に代わるものを添加され、より栄養に富む食品とされることが珍しくありません。このような栄養強化食品は、とりわけ妊娠中の女性や子どもにとってはカルシウムや葉酸、鉄、亜鉛などの重要な供給源となることが多いものの、食事ではそれだけでなく全粒穀物を食べるのがよいでしょう。栄養強化は全粒穀物の栄養素（特に食物繊維）を完全におぎなえるわけではなく、また強化食品のなかにはシリアルを筆頭に、添加糖類を含むものがあります。

一部の植物は精製されて砂糖やシロップになります。てんさいや砂糖きびは糖蜜、白砂糖、ブラウンシュガーの原料です。かえでの樹液はメープルシロップに、アガベの樹液はアガベシロップに加工されます。これらの砂糖やシロップは炭水化物だけを含み、タンパク質や脂肪は含みません。糖蜜はカルシウムや鉄などの微量栄養素を含みますが、砂糖やシロップのほとんどはかなりの精製を経るため、微量栄養素の源としては頼りになりません。精製糖は焼き菓子その他に風味や甘味を添えますが、エネルギー以外の栄養を与えてはくれません。

✽未精製炭水化物の利点✽

みなさんは学生時代にみた古い食品ピラミッドを覚えているかもしれません。であれば、おそらく主要栄養素（炭水化物、脂肪、タンパク質）が食事中の何パーセントを占めるべきかに関するおおよそのガイドラインにもなじみがあるでしょう。アメリカ農務省（ＵＳＤＡ）は、成人であれば一日のカロリーの四五～六五パーセントを炭水化物から、一〇～三五パーセントをタンパク質から、二〇～三五パーセントを脂肪から摂ることを勧めています。また、飽和脂肪からのカロリー摂取は全体の一〇パーセント未満にとどめることも推奨しています（脂肪の種類について詳しくは第六章をご参照ください）。したがって、炭水化物は一日に摂取するカロリーの大部分を占めるべきであり、その炭水化物の多くは未精製のホールフードで摂るのが望ましいということになります。

炭水化物に富む植物のホールフードを食事に含めたほうがよい理由はたくさんあります。果物、豆類、野菜、ナッツ、シードをよく食べつつ、心身の健康によい生活を心がければ、次のような効用が望めます。

空腹感を減らす

植物のホールフードを多く含む食事は、おのずと食物繊維に富むことになります。食物繊維は充分量のタンパク質や脂肪と並んで、満腹感を生み出す重要な要素です。もちろん、満腹感は身体的要因と心理的要因が組み合わさった複雑な現象で、個人差もあります。が、それはそうとしても、満腹になれそうな食事は現に満足感を与えてくれる可能性が大きいといえます。

植物に重きを置く食事法各種は満腹感の大切さを強調しています。そしてその多くは炭水化物に富む食物を重視する点で共通しています。例えばボリュメトリクスという概念があり、これはペンシルベニア州立大学の教授で人間摂食行動研究所のディレクターを務めるバーバラ・J・ロールズ博士の著書『ボリュメトリクス――低カロリーでおなかいっぱいになる』で広く知られました。同書はビーガン食の本ではありませんが、植物中心の食事を推奨しています。栄養豊富で低カロリーの食べものといえば、ほとんどは植物だからです。この食事法は食物繊維が豊富でカロリーの少ない食べものでおなかを満たそうという考え方にもとづきます。

同じような食事法の例をもう一つ挙げると、元フィギュアスケート選手でベストセラー書籍『人生を楽しむための食べ方』を著したジョエル・ファーマン博士が広めたアプローチがあり、そこでは一カロリーあたりの栄養素が特に多い食べものに重点が置かれています。基本となるのは果物、野菜、全粒穀物、じゃがいもで、これらはいずれも炭水化物に富んでいます。最後に、マイケル・グレガー博士は「毎日の12項目」というアプローチで、毎日いくつかの異なる食品グループに属するもの（ベリー、果物、穀物、葉物野菜など）を食べるよう勧めています。健康を高めるためにグレガーが勧める食物のほとんどは炭水化物を多く含みます。

こうした専門家が勧める特殊な食事法にしたがう必要はありませんが、空腹を満たす栄養豊富な炭水化物源の力はいずれのアプローチでも重視されている、という点は注目に値します。さまざまな野菜といくらかの全粒穀物や豆類を詰め合わせた大きなボウル料理はきっと満足な一食になるでしょう。

私が仕事で関わってきた顧客の方々は、それぞれ独自の経験を持っていました。ある人々は食物繊維に富む低脂肪のものをたくさん食べてこれ以上なく満足しているようにうかがえます。別の人々はそうした食事の直後には満足感を得るものの、すぐにまた空腹感を覚えると言います。ある人々は低脂肪は食べものが胃から消化器系を通っていく速度を遅らせる働きがあります。ある人々は低脂肪食を摂るよりも、食事の量をやや減らし、若干の脂肪分を摂るのが合うようです。

ビーガン食に少量もしくはある程度の脂肪を含めるかどうかは各人の選択ですが、未精製炭水化物を食事の中心とするのは、食後の満足感を得られる最も健康的な方法です。満足感を得つつ、時間をかけた持続的なエネルギー放出を促すために、野菜と果物、それに多少のビーガン・タンパク源を摂りましょう。

血糖とインスリン感受性を健全に保つ

食物繊維と未精製炭水化物が豊富な食事を摂れば、他の効用とともに、インスリン感受性が高められることも期待できます。インスリン感受性とは、体の細胞がどれだけインスリンに反応するか、あるいは、体が健全な血糖値を保つためにどれだけのインスリンをつくる必要があるかを表わした指標です。インスリン抵抗は糖尿病発症の第一歩なので、インスリン感受性を改善することは糖尿病の発症を防ぐ、ないし少なくとも遅らせることにつながります。食物繊維が豊富な食事を続けている人（女性であれば一日に最低二五グラム、男性であれば三八グラムを摂る人）は糖尿病の発症率が二〇～三〇パーセント低くなります。食物繊維の摂取を増やせばインスリン感受性が高まるということも研究で示されています。

二〇〇六年、『糖尿病ケア』という雑誌に載ったある研究では、食物繊維がインスリン感受性に短時間で強力な作用をおよぼすことが示されました。この研究は過体重もしくは肥満のドイツ人女性一七名の経過を追うものでした。被験者らは三一・二グラムの不溶性食物繊維（99ページ参照）を添加されたパンを、たった三日のあいだ食べ続けただけで、劇的にインスリン感受性を高めました。これは食事の見直しが短期での健康改善に資することを示した、励みになる例といえるでしょう。

コレステロールとトリグリセリドの値を抑える

食物繊維と未精製炭水化物が豊富で、添加糖類が少ない食事は、コレステロールとトリグリセリドの値を健康な水準に抑えるのに役立ちます。これらの血中脂質が低い値に抑えられていれば、糖尿病や心臓病、高血圧、脳卒中の発症リスクが減ります。

コレステロールは血中を循環する蝋《ろう》のような物質です。心臓病をわずらう人の血管壁にできる脂肪の堆積物《たいせきぶつ》は、一部がコレステロールからなります。もっとも、コレステロールはそれ自体が悪い物質というわけではなく、ある程度は私たちが生きていくためになくてはなりません。ただ、私たちの体は必要なコレステロールをすべて生成することができます。普通、体内のコレステロール値が高くなりすぎるのは、飽和脂肪とコレステロールの摂りすぎが原因であり、それらは主として動物性食品に由来します。健康的な植物ベースの食事は本来、飽和脂肪が少なく、コレステロールを含みません。

トリグリセリドもコレステロールと同じく血流のなかを循環する脂肪、つまり血中脂質です。何かを食べたとき、人体はすぐに使わないカロリーをトリグリセリドに変換し、後に使える貯蔵エネルギーとします。燃焼する以上のカロリーを添加糖類などの形で摂取することが多ければ、トリグリセリドの値は高いと考えられます。他方、栄養ゆたかで低カロリーのもの、例えば野菜や全粒穀物や他の未加工の炭水化物をよく食べているようなら、トリグリセリドに変換される余分なカロリーが体内に溜まっている可能性は低いでしょう。

✽食物繊維✽

食物繊維は炭水化物の一種ですが、他の炭水化物と違い、カロリーの形でエネルギーを供給しません。食物繊維の効果は胃腸系で発揮されますが、全身におよびます。この本から大事な助言を一つだけ拾い出すとしたら、充分な食物繊維を摂ること、これを覚えておいてほしいと思います。食物繊維に富む食事が不健康ということはまずありえません。

食物繊維には二つの種類があります。水溶性と不溶性です。**水溶性食物繊維**は水で膨らんで厚くゲル状になります。オートミールやオオバコ外皮（サイリアムハスク）、チアシード、亜麻仁パウダーを水に溶かせば、この変化を見ることができます。水溶性食物繊維は血糖値とコレステロール値を押さえます。他方、**不溶性食物繊維**は水を吸いません。これは便通をよくし、便秘を抑えるのに最適です。

植物のホールフードはいずれも食物繊維を含み、その多くは水溶性と不溶性の双方を含んでいます。さまざまな植物ホールフードを食べれば、特に計画を立てなくても充分な食物繊維が摂れるでしょう。

【胃腸の健康に資する食物繊維】

腸内細菌叢を健康に保つことには多くのメリットがあります。腸内細菌は食物の消化を助け、免疫系を整え、いくらかのビタミンをつくります。消化管が健康なら精神的健康も向上します。腸内の善玉菌は食物繊維を食べます。健康な腸内細菌が食べる繊維はプレバイオティック繊維と呼ばれます。りんご、にんにく、きくいも、くずいも、アスパラガス、バナナ、ココア、オーツ麦、大麦、亜麻仁は、いずれもプレバイオティック繊維の宝庫です。

先に触れたＵＳＤＡの奨励に似て、世界保健機関は一日のカロリーの五五～七五パーセントを炭水化物から摂るように勧めています。炭水化物の大部分を未精製の食べものから得るとすれば、これは健康を最適に保つよいバランスといえるでしょう。ビーガンは豊富な野菜、豆腐、ナッツ、シード、およびほどほどの果物と豆類からなる食事を摂れば、より炭水化物が少なくても元気に暮らすことができます。食べものが主として未加工のものからなり、食物繊維とタンパク質の必要量を満たしているかぎり、これもまた健康的な食事法となります。

各人にとってベストな主要栄養素の割合がどうであれ、炭水化物に富む一般的食材のデータを示した以下の早見表は、食物繊維とおいしいホールフードに満たされた食事パターンを考えるのに役立つでしょう。

おもなビーガン食品の炭水化物と食物繊維

食品	分量	炭水化物（グラム）	食物繊維（グラム）
りんご	1個	25	4.4
黒インゲン豆	調理済み1/2カップ	20.5	7.5
ブロッコリー	1カップ	6	2.4
玄米	調理済み1カップ	44	3.5
芽キャベツ	1カップ	8	3.3
そばの実	調理済み1カップ	33.5	4.5
カシューナッツ	1/2カップ	19.5	2.2
フムス	小さじ1杯	4.2	1.4
レンズ豆	調理済み1/2カップ	20	8
マンゴー	1カップ	25	2.6
マッシュルーム	1カップ	2.3	0.7
オートミール（砂糖無添加）	調理済み1カップ	28	4
オレンジ	1個	15	2.1
プラム	スライス1カップ	18.8	2.3
じゃがいも	1個	37	4.7
カボチャの種	1/2カップ	17	6
キヌア	調理済み1カップ	36	4.8
ひまわりの種	1/2カップ	14	6
トマト	1個	3.9	1.2
白パスタ	調理済み1カップ	43	2.5
白米	調理済み1カップ	46	0.6
全粒粉パスタ	調理済み1カップ	37	6

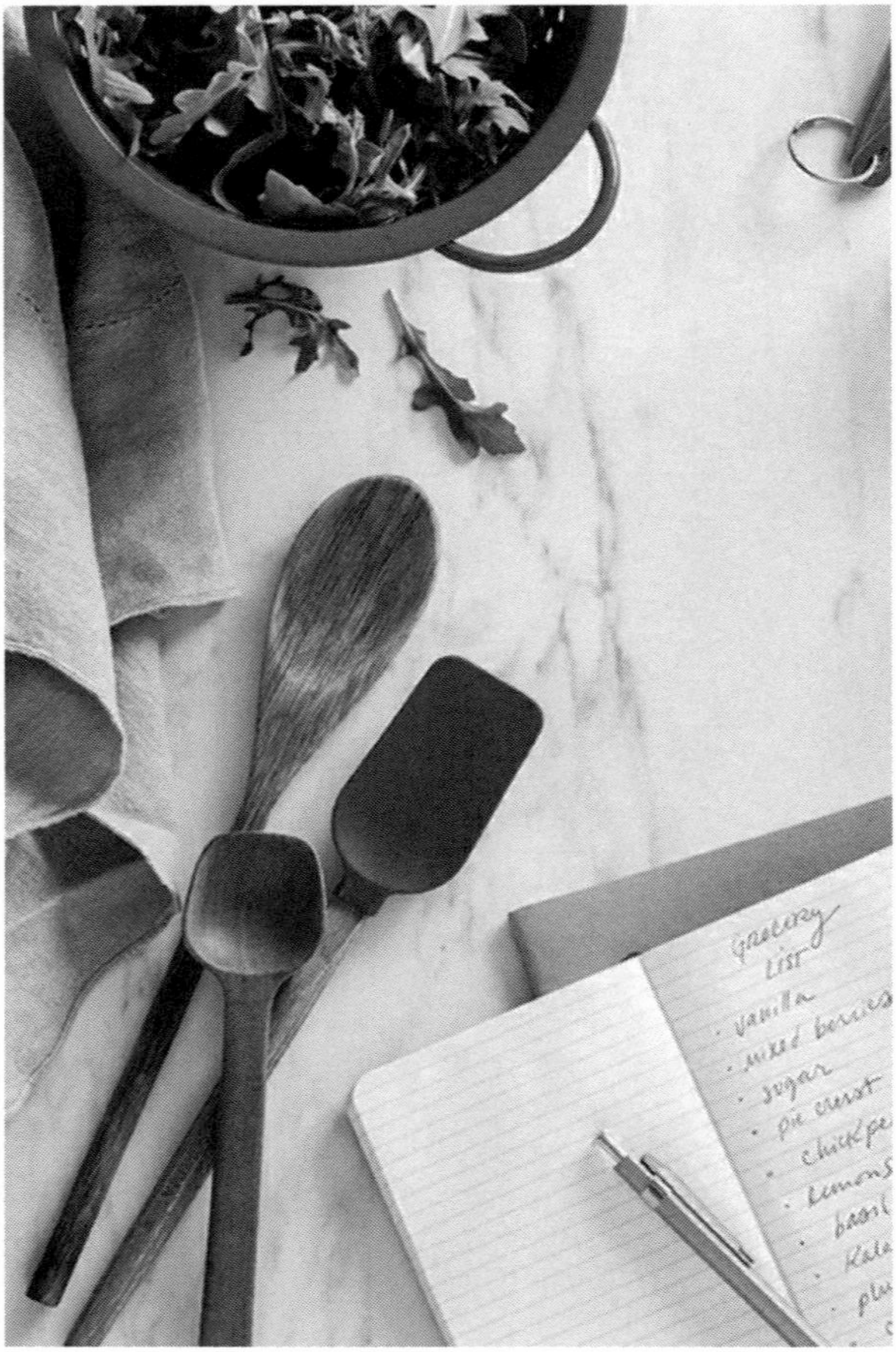
Grocery
List
vanilla
sugar
pie crust

第六章　健康によい植物性脂肪

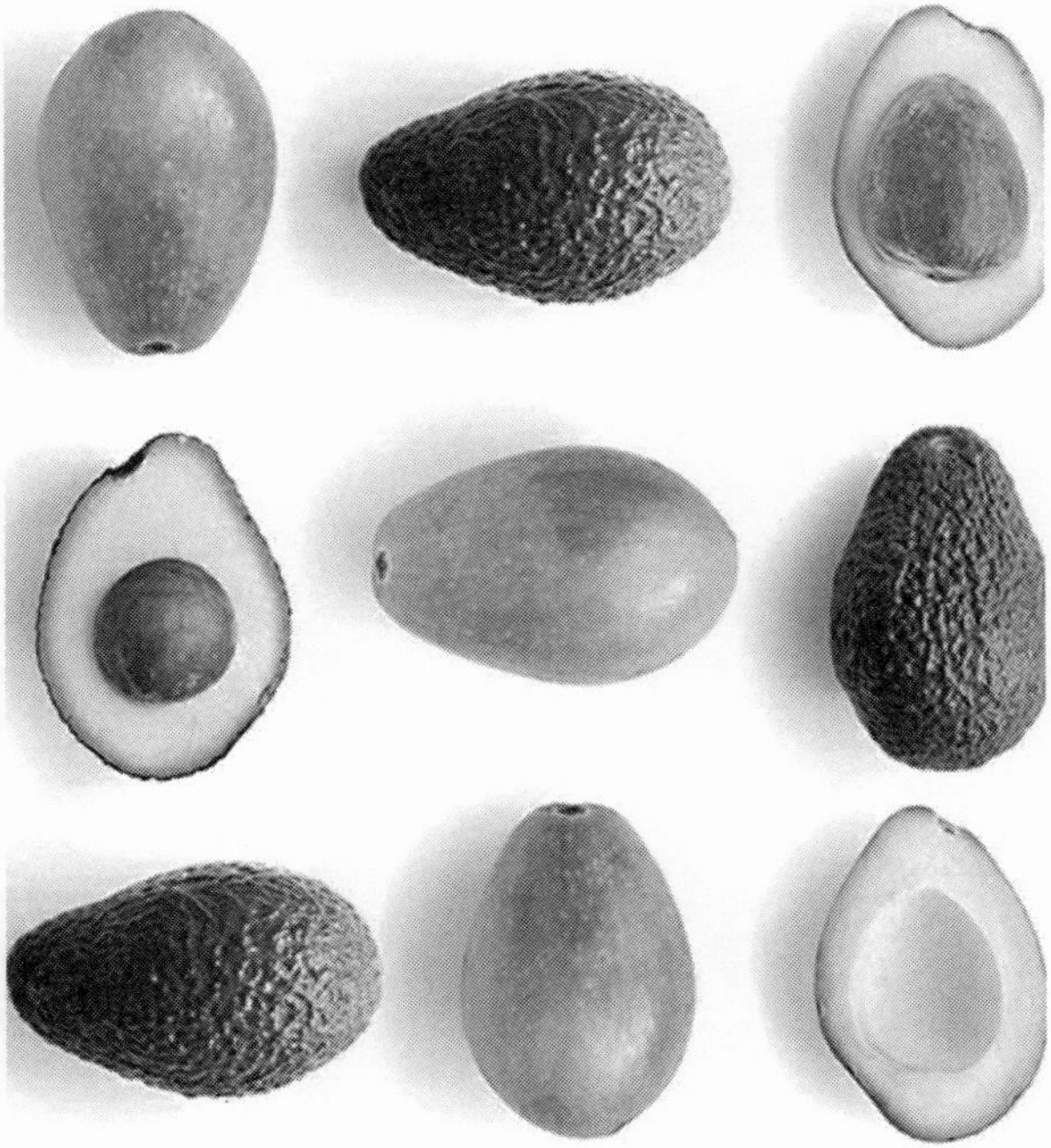

脂肪は脂質ともいい、三つの脂肪酸分子とグリセロール分子がつながった構造をしています。分子の構造や結合の違いによって、おのおのの脂肪には独自の性質がそなわります。私たちの体は必要な脂肪のほとんどをつくることができますが、つくれないものは食物から摂らなければなりません。これを必須脂肪酸といいます。

オメガ3脂肪酸とオメガ6脂肪酸は人体がつくれない必須脂肪酸です。オメガ3脂肪酸はビーガン食材の亜麻仁、くるみ、およびスピルリナなどの藻類から摂取できます。オメガ6脂肪酸はナッツ、シード、植物油に含まれています。

✽食事中の脂肪の役割✽

脂肪の少ない食事は健康的ですが、完全に脂肪をなくすのは健康的ではありません。脂肪は食事の必須要素であり、栄養を吸収するうえで欠かせません——ビタミンA、D、E、Kは脂肪と一緒でなければ体に吸収されないので、脂溶性ビタミンと呼ばれます。また、脂肪は大きなエネルギー源でもあります。タンパク質と炭水化物は一グラムにつき四カロリーのエネルギーになりますが、脂肪はその倍以上、すなわち一グラムにつき九カロリーになります。さらに、脂肪はソースやドレッシングに独特の食感を与え、焼き菓子の構造をつくる働きもします。

オメガ3脂肪酸、特にαリノレン酸（ALA）は人体がつくれないので食べものから得なくてはなりません。オメガ3脂肪酸は血圧を下げ、心血管疾患による死亡リスクを減らします。植物ベースの食事では、くるみ、亜麻仁、チアシードなどにALAが含まれています。

どれだけの脂肪が必要か

全米医学アカデミーによると、アメリカにおける脂肪の食事摂取基準（DRI）は、一日に摂取するカロリーの二〇～三五パーセントとされます。つまり、一日に二〇〇〇カロリーを摂取する人なら、四四～七七グラムの脂肪を摂取する必要がある、ということになります。これは一つの目安で、一般的な一日の食事パターンを考えたときの範囲です。ときおりこの範囲を上回ったり下回ったりしても心配はいりません。この数字は食事パターン全体に関するものであって、一食もしくは一食品に関するものではないからです。

健康的なビーガン食でこの割合の脂肪を取り込むことはごく簡単です。野菜や果物の多くは脂肪が少ないのが普通ですが、アボカド、ココナッツ、オリーブを筆頭に、いくつか例外があります。ナッツやシード（さらにナッツバターやシードバター）も健康的な食事脂肪の宝庫で、さらに食物繊維、ミネラル、タンパク質のおまけもあります。

全粒穀物は低脂肪ですが、脂肪がないわけではありません。例えば調理したオートミール一カップは一五八カロリー、脂肪三・二グラムを含んでいます。脂肪は一グラムにつき九カロリーなので、三・二グラムなら二八・八カロリー、つまりカロリー全体の約一八パーセントを占める計算になります。というわけで、ボウル一杯のオートミールなら、ナッツバターのような他の食品を加えずとも、推奨される値に近い量の脂肪が摂れます。ここから分かるのは、さまざまなビーガン食品グループ（果物、野菜、穀物、デンプン、ナッツ、シード、タンパク質に富む食品）を広く組み合わせて充実したおいしい食事をつくれば、必要量の食事脂肪は難なく取り込めるということです。

もちろん、一日のカロリーの二〇～三五パーセントを脂肪から得ようといっても、二〇パーセントと三五パーセントではかなりの違いがあります。この範囲内で多く摂るか少なく摂るかは自由ですが、大事なのはさまざまな食品グループに属するホールフードを食事の中心とすることです。

脂肪が多い食事は糖尿病や心臓病、さらには数種の癌に関係することが確かめられてきました。ただし、そうした病気は脂肪のなかでも特に飽和脂肪を原因とすることが多く、また全体的に食事の質が悪くて食物繊維が少ないことにも起因します。一日のカロリーの三五パーセント近くになる脂肪を、植物のホールフードから摂るなら、健康リスクが高まる心配はありません。もっとも、健康上の問題をかかえる人は、医療提供者や栄養士に個別対応で低脂肪のビーガン食プランを立ててもらうのがよいでしょう。

✽脂肪の種類✽

食事から得られる脂肪、いわゆる食事脂肪には、大きく分けて三つの種類があります。飽和脂肪、不飽和脂肪、トランス脂肪です。この違いは脂肪酸の炭素原子をつなぐ結合の種類に対応します。飽和脂肪は単結合だけでできています。不飽和脂肪には少なくとも一つの二重結合があります。不飽和脂肪のうち、二重結合した脂肪酸が一つだけのものは一価不飽和脂肪といい、二つ以上の二重結合があるものは多価不飽和脂肪といいます。もう一つの大きなカテゴリーはトランス脂肪です。これは水素添加を行なった不飽和脂肪を指します。水素添加とは、二重結合の配置を変えて単結合のようなふるまいをさせる工程です。

脂肪の化学構造はその体内でのふるまいに大きく影響します。二〇一七年、アメリカ心臓協会は食事中の飽和脂肪を不飽和脂肪や未精製炭水化物に置き換えるよう推奨しました。報告書では、ココナッツオイル、乳製品、卵、畜肉、家禽肉が飽和脂肪を含み、心血管疾患のリスクを高めることが強調されています。また、トランス脂肪も心血管疾患のリスクを高めるので、不飽和脂肪に置き換えたほうがよい、とも指摘されています。報告書の勧めによれば、食事パターン全体を健康的に改めていくなかで飽和脂肪やトランス脂肪をなくしていくのがよいとされます。例として、アメリカ心臓協会はＤＡＳＨダイエットや地中海式ダイエットを奨励しています。これらの食事法では果物と野菜、ナッツとシード、豆類、全粒穀物が重視され、動物性食品は脇に置かれます。

以下、三種の脂肪についてより詳しくみていき、食生活のなかでそれがどんな働きをするかをみていきましょう。

飽和脂肪

飽和脂肪は室温で固体になります。炭素の鎖をつなぐ単結合は強くて壊れにくいからです。この単結合ゆえに脂肪酸はまっすぐ並び、密集した形をとります。おかげで飽和脂肪は非常に安定しますが、悪い性質もそなえます。ソースにとろみを付けるだけでなく、血液にもとろみを付けてしまい、脂肪が動脈壁に簡単にへばり付いてしまうのです。

飽和脂肪は乳製品、卵、魚肉、畜肉、家禽肉など、主として動物性食品に含まれます。植物性脂肪はほとんどが不飽和脂肪ですが、パーム油とココナッツオイルは例外で、多量の飽和脂肪を含みます。とはいえ総合的にみれば、変化に富む健康的な植物ベース食を続けているかぎり、ときおりパーム油やココナッツオイル、あるいはココナッツミルクを消費したとしても、飽和脂肪の摂取量は低く抑えられるでしょう。

【ココナッツオイルをどう考えるか】

ココナッツオイルとココナッツミルクはビーガン料理でよく使われますが、健康によいものなのでしょうか。ココナッツは並みの植物よりもはるかに飽和脂肪を多く含むので、ココナッツオイルとココナッツミルクはほどほどに味わうのが賢明です。もっとも、植物ベース食は一般に飽和脂肪の量がごく少ないので、その摂取を制限するよう医師の助言を受けているのでもなければ、健康的な食生活にココナッツの脂肪を含めても問題ありません。

ココナッツオイルは飽和脂肪が多いので高温のオーブン料理やフライ料理にも向いています。ただ、その点ではオリーブ油やアボカドオイルも負けていないようです。また、エアフライヤーを使えば油をほとんど（もしくはまったく）使わずにパリパリの揚げ物の食感を生むことができます。

ココナッツミルクの缶詰を使うとおいしいカレーをつくれます。飽和脂肪の摂取量に注意していても、「低脂肪／低カロリー」と銘打つココナッツミルクを買う必要はありません。それらは普通のココナッツミルクを単に水割りしたものだからです。それよりも普通のココナッツミルクを買って、使用量を少なめにすることをお勧めします（一料理につき四分の一缶を使うなど）。レシピのなかで一缶を使う必要がある場合、残りの容量はアーモンドミルクやカシューミルク、飲料のココナッツミルク、あるいは野菜の煮出し汁で満たすことができるでしょう。

不飽和脂肪

不飽和脂肪は少なくとも一つ以上の二重結合を含むため、室温で液体になります。二重結合は壊れやすく、脂肪酸を直線状につなげません（V字型になるなど）。この形状だと、脂肪酸は固く密集している状態を保てないので、不飽和脂肪は室温で液体の形をとります。オリーブ油やキャノーラ油（一価不飽和脂肪）、ひまわり油やコーン油（多価不飽和脂肪）などの植物油がその例で、これらは焼き菓子に加えても揚げ油にしても、飽和脂肪やトランス脂肪を使ったときとは違うものができあがります。が、それは不飽和脂肪が動脈壁にくっつきにくいということでもあるので、みなさんの血管にとってはよい事実だといえます。

健康的なビーガン食で飽和脂肪の量を減らし、それを不飽和脂肪に置き換えることは簡単です。植物性食品は飽和脂肪が少ないのが普通なので、この置き換えはあえて意識せずとも自然に行なわれるでしょう。

【健康的な置き換え】

食事に含まれる何らかの要素を別のものに置き換えるのは、時に難しいと感じられることもあります。畜肉、家禽肉、魚肉に置き換わるものがほしければ、タンパク質に富む豆腐、代替肉、テンペ、あるいはインゲン豆やレンズ豆を試してみましょう。乳製品は植物性のミルクやヨーグルト、ナッツチーズに置き換えます。オーブン料理に使うバターはオリーブ油やひまわり油などの不飽和脂肪に置き換えます。ケーキ、マフィン、速成パンなどのレシピで使う脂肪は、半分をアップルソースに置き換えても、完成品の質、食感、風味を損ねることがありません。

一価不飽和脂肪

一価不飽和脂肪は二重結合が一つの不飽和脂肪です。これを含むのはアーモンド、アボカド、ヘーゼルナッツ、マカダミアナッツ、ピスタチオ、ピーナッツやピーナッツバター、オリーブやオリーブ油、キャノーラ油、カボチャの種、ひまわりの種、亜麻仁などです。一価不飽和脂肪はビーガン食の健康成分になります。二〇一四年の研究では、動物性の油脂をオリーブ油に置き換えるとあらゆる死因が抑えられ、心臓病と脳卒中のリスクが減ることが示されました。

多価不飽和脂肪

多価不飽和脂肪は二重結合が二つ以上の不飽和脂肪です。これをよく含むのはコーン油やひまわり油、ひまわりの種、豆腐、くるみなどです。お気づきの通り、一価不飽和油を含むもののなかには多価不飽和油も含むものがあります。

植物性食品のほとんどは、量こそ異なりますが、どちらの脂肪も含みます。食事中の飽和脂肪を多価不飽和脂肪に置き換えると心血管疾患のリスクが大幅に抑えられることは、多数の試験によって証明されています。

トランス脂肪

トランス脂肪は不飽和脂肪を水素添加という工程で処理したものです。この処理を行なうと、二重結合がトランス型の配置〔水素原子が二重結合の対角線上に位置する形〕になり、飽和脂肪と同じく、よく安定して壊れにくくなります。

この革新は食品製造業者にとっては大きな成功でした。これによって植物油をショートニングやマーガリンに加工できるようになったからです。これらは焼き菓子や揚げ物に使ったり、パンなどに塗るものとして売ったりすることができます。マーガリンはバターに似て、室温で固形を保ち、塗り広げることが可能です。

問題は、トランス脂肪が私たちの健康にとって最悪だということです。カナダとアメリカはトランス脂肪の商業生産を禁じました。両国で売られるビーガン・マーガリンはいまやトランス脂肪を含みません。

✿脂肪と筋肉の発達✿

筋肉を鍛えるというとタンパク質を連想しがちですが、食事脂肪も大事な役割を果たします。脂肪はホルモン濃度を調節して細胞構造を維持する役に立ち、筋繊維の発達を助けます。食事脂肪は集中トレーニングや負傷からの回復を助ける血液凝固と炎症抑制のために欠かせません。

脂溶性ビタミンのA、D、E、Kも筋肉の発達と維持を支えます（これらのビタミンは脂肪がないと人体に吸収されないということを思い出しましょう）。例えばビタミンDが足りないと、倒れたり筋肉が弱ったりするリスクが高まります。ビタミンEは筋肉の損傷を治すのに重要で、これは筋力増強のかなめになります。筋肉は繰り返し損傷され、より強く修復されることで発達するからです。

バランスがとれた食事脂肪の摂取は、男性にとってはテストステロン（男性ホルモン）の値を保つためにも必須です。脂肪が少なすぎても多すぎてもテストステロンの生成は減ります。健全なテストステロン値は筋肉増強の鍵なので、しなやかな筋肉をつけて維持したい男性は、『アメリカ人の食事ガイドライン』が推奨する範囲の食事脂肪（一日のカロリーの二〇～三五パーセント）を摂取するのがよいでしょう。

✤健康的なビーガンの脂肪源✤

ビーガンの脂肪源はおのずと良質な不飽和脂肪酸やオメガ３ＡＬＡの宝庫になります。これらの食事脂肪は、飽和脂肪やコレステロールが多い食事につきものの有害作用を避けつつ、脂肪に含まれる必須栄養素を取り込むのに最適です。もっとも、飽和脂肪は食事の危険因子とみなされてきたもので、それを不飽和脂肪や未精製炭水化物に置き換えるのがよいのは明らかですが、飽和脂肪がいささか悪者扱いされすぎているのも否めません。

飽和脂肪にともなう問題の多くは、標準的な北米の食事にそれがたくさん含まれていることに起因します。加えて、北米の食事にはトランス脂肪や添加糖類も多量に含まれています。本当の問題は、この全体的な食事パターンと運動不足の組み合わせにあります。飽和脂肪も含め、何か一つの栄養素だけをとりあげて、慢性病や肥満の増加を引き起こしているということはできません。

飽和脂肪についてもう一つ考えておきたいのは、飽和脂肪を多く含む食べものがすべて同等に危険なわけではないということです。例えばフライパンで焼いたベーコン一〇〇グラム（約六スライス）には四二グラムの脂肪が含まれ、うち一四グラムが飽和脂肪からなります。他方、アボカド一〇〇グラム（約一個）には一五グラムの脂肪が含まれ、うち二グラムが飽和脂肪です。飽和脂肪を含むといっても、アボカドのそれはベーコンよりもだいぶ少ないうえ、前者は後者と違って心臓にやさしい食物繊維も含んでいます。したがって、飽和脂肪を含むというだけの理由でアボカドなどの食物を避けるべきではありません。アボカド――ならびに飽和脂肪を含む他の植物ホールフード――はバランスのとれた健康的なビーガン食に含めて堪能することができます。

アーモンドとアーモンドバター

アーモンドはカルシウムとタンパク質の宝庫で、多価不飽和脂肪と一価不飽和脂肪のバランスもすぐれています。アーモンドバターはピーナッツのアレルギーを持つ人にとって、ピーナッツバターのよい代替品になります。

アボカド

アボカドは脂肪と繊維に富んでいます。おいしくて使い道が広く、なめらかでこってりした食感から、大変な人気を得ました。パンに塗るペースト、ワカモレ、ジェノベーゼソースは私の好物です。何を隠そう、私が最初に意識してつくったビーガン料理は、アンジェラ・リッドンのウエブサイト「Oh She Glows（まぁ、彼女は輝いてる）」で紹介されていた、一五分でできるクリーミーなアボカド・パスタだったのです。このパスタは強くお勧めします。

ただし残念ながら、アボカドについては気をつけなくてはいけない話があります。アボカドの取引は地球に大きな負荷をかけるのです。CarbonFootprint.comによれば、小さなアボカド二つで、CO_2排出量は八四六グラムにもなります。これはバナナ一キログラムの二倍に相当します。水の浪費も無視できません。信じられないことに、アボカド一つが成長するには八四・五ガロンもの水が要されるのです。

もっとも、環境に負荷をかける植物性食品（アボカド、あるいは旱魃《かんばつ》にやられるカリフォルニア州で灌漑《かんがい》のために水を使うアーモンドなど）の話を聞いたときにいつも思うのは、植物ベースの食事は動物性食品を含む食事にくらべ、温室効果ガスの排出量も水の使用量も遥かに少なくて済むということです。環境への配慮からアボカドの消費を減らすのも一つの選択ですが、そうしなかったとしても、肉や乳製品を含む食事のほうがずっと多くの水使用とCO_2排出につながっているのは間違いありません。

チアシード

チアシードは脂肪と繊維とタンパク質に富んでいます。七六パーセントは多価不飽和脂肪なので、飽和脂肪に代わる心血管によい食材として理想的です。オーバーナイト・オーツに独特の食感と風味を加えるのにも使え、チア・プディングにすればおいしいデザートやスナックにもなります。

この簡単なチア・プディングをつくってみましょう。二分の一カップの植物性ミルクに大さじ二杯のチアシードを入れ、ほしければ甘味を加えます。これを最低二時間から一晩のあいだ冷蔵して固めます。チアシードの食感が好みでなければ、ミルクと混ぜたあとにブレンダーで攪拌《かくはん》し、それから冷蔵庫に入れましょう。

亜麻仁

チアシードと同じく、亜麻仁《あまに》も栄養の宝庫で、抗酸化物質や食物繊維、オメガ3脂肪酸、タンパク質に富んでいます。これよりも栄養に富む食品はなかなか思い浮かびません。さらに亜麻仁は使い道が幅広く、お金もかかりません――まさに安値で買えるスーパーフードです。

挽いた亜麻仁はスムージーやおかずや焼き菓子用の卵代わりに使えます。未加工の亜麻仁を買って自分で挽くのがよいという意見もあります。そうする場合は、ミルやブレンダーを使うと楽でしょう。私はわざわざ自分で挽く必要はないと思うので、挽いたものを買います。可能なら、酸化を防ぐために亜麻仁（というよりすべてのナッツやシード）は冷蔵しましょう。酸化したシードは酸敗臭がして、味が苦くなります。特に挽いた亜麻仁は酸化しやすいので冷蔵が鍵になります。

オリーブとオリーブ油

オリーブとオリーブ油は多価不飽和脂肪を豊富に含みます。ビーガン界隈に属する一部の健康専門家は、すべての油脂が不健康だと訴えていますが、この主張は根拠が薄弱です。オリーブ油も含め、少量からそこそこの植物性油脂は健康的なビーガン食の一環に加えられます。他方、おいしいホールフードのオリーブは微量の食物繊維とともに多量の塩分を含みます。

ピーナッツとピーナッツバター

ピーナッツは多量の飽和脂肪を含みますが、一価、多価の不飽和脂肪とバランスがとれており、心臓にやさしいビーガン食品の一つとみることができます。

カボチャの種

マイルドな風味と使い道の幅広さが特徴のカボチャの種は、タンパク質と健康的な脂肪に富んでいます。軽くローストするか、あるいは歯ごたえのあるトッピングとしてスープやサラダに加えるとおいしく食べられるでしょう。カボチャやひまわりの種など、シードはだいたいナッツと似たような栄養分を含みますが、値段はずっと安上がりです。

ごまとタヒニ

ごまは脂肪とカルシウムのすぐれた供給源です。大さじ一杯のタヒニ（ごまペースト）だけで一日に要されるカルシウムの六パーセントを得ることができます。タヒニは子どもたちの学校昼食に脂肪と風味を加える安全なオプションとなるので、サンドイッチに塗ったり、ドレッシングやディップとして使ったりするのがよいでしょう。私のお気に入りドレッシングはレモン・タヒニで、これは二分の一カップのタヒニを同量の水とレモン一個の果汁、にんにく二かけのみじん切り、塩一つまみと混ぜ合わせてつくります。

ひまわりの種

このすぐれたシードは健康的な脂肪とタンパク質に富み、生のままでもローストしても安心して食べられるよいおやつになります。生のものは味わい深いビーガンのディップ、ドレッシング、ソースの具材として、生カシューナッツの代わりに使えます。

くるみ

植物性のオメガ3脂肪酸に富むくるみは、ビーガンの台所になくてはならない必需品です。ブラウニーやエナジーボールに加えるのもお勧めですが、マッシュルームとレンズ豆とくるみの肉もどきやジェノベーゼソースのような味わいあるレシピにもなじみます。

【油】

一部のビーガン、特にホールフードの植物ベース食を励行する人々は、すべての油脂を避けます。脂肪はホールフードから摂るほうがよい、という考え方がその背景にあります。例えばナッツ、シード、アボカドなどは、脂肪とともに食物繊維や微量栄養素、タンパク質も含んでいます（かたや油は加工によってこれらの栄養素を失います）。ホールフードに栄養学上の長所があるのは確かです。が、すべての油が不健康というわけではありません。

油が不健康という考え方は、コールドウェル・エッセルスティン博士の研究に根ざすところが大きいようです。エッセルスティンは、ホールフードの植物ベース食を励行した心臓病患者の小グループが驚くべき改善へ向かうさまを観察しました。しかしながら、この知見を一般の人々にまで当てはめることには慎重でなければなりません。エッセルスティンが観察したのはいずれも心臓病が悪化した患者であり、人数は少なく（二〇人未満）、実験中に脱落する人も多くいました。この研究は注目に値しますが、一般の人々に油の摂取抑制を呼びかける根拠としては不充分です。

むしろ、疫学研究とランダム化された対照試験の数々によれば、健康的なビーガン食の一環に植物性油脂を含めるのは心臓によい食事法だといえます。一九九〇年から二〇一四年にかけて六万一一八一人の女性を調べた看護師健康調査、および同じ期間に三万一七九七人の男性を調べた医療従事者追跡調査の結果では、オリーブ油の摂取が多いと心血管疾患のリスクが抑えられ、炎症の徴候が減ることが判明しました。

健康上の問題があり、医療関係者から油を含まない食事を勧められているなら、それが健康改善につながるでしょう。しかしそうした診断や助言を受けているのではなく、単にビーガン食で最良の健康状態を保ちたいという人は、少量からほどほどの油脂を摂っても心配ありません。アボカドオイル、グレープシードオイル、オリーブ油、ひまわり油などは一価や多価の不飽和脂肪酸を豊富に含んでいます。飽和脂肪を多く含むココナッツオイルやパーム油は減らすか避けるのがよいでしょう。

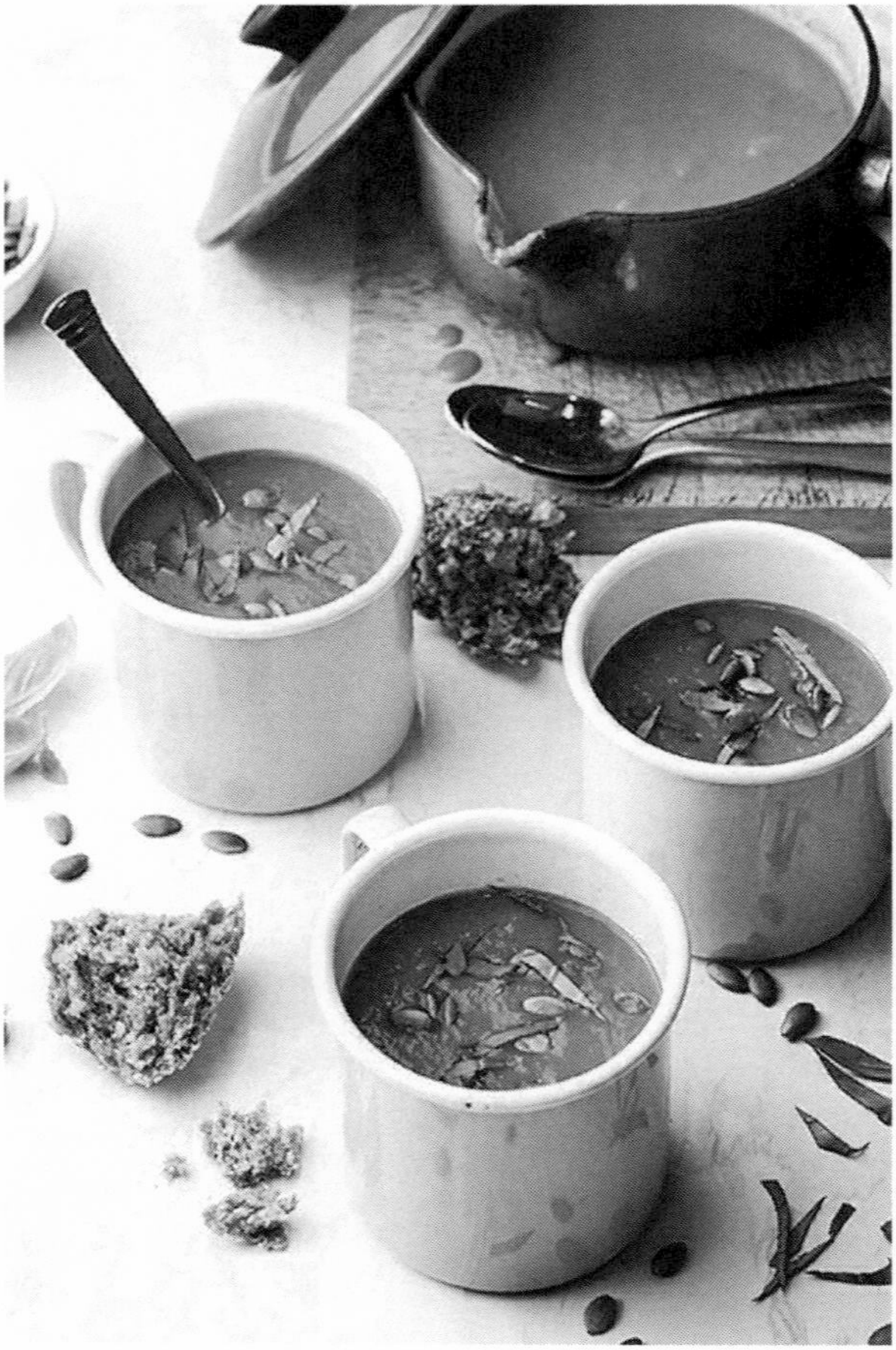

第七章　ビタミンとミネラル

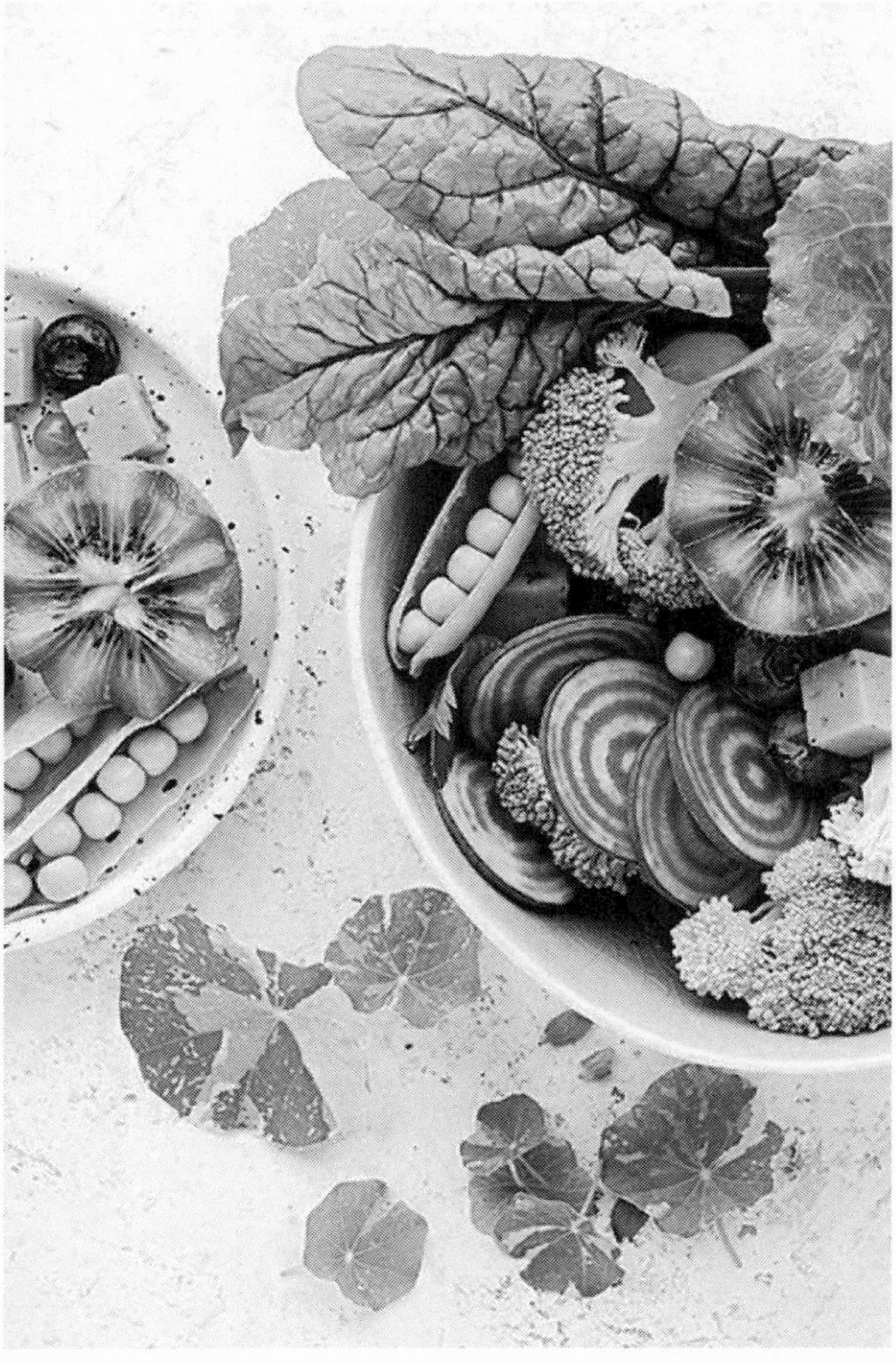

ビーガンの生活に移ったら、果物や野菜の摂取量が増え、食物繊維が多く飽和脂肪が少ない食事を楽しむようになるでしょう。本章では必須ビタミンと必須ミネラル、ならびにこの重要な栄養素を摂るためのお勧め栄養源に光を当てます。これらの栄養素のなかには、健康的でバランスのとれたビーガン食を摂っていれば難なく取り込めるものもあります。が、サプリメントを利用するか、普段の食事にそれ用の栄養源を入れるよう意識するのでもなければ得がたいものもあります。

サプリメントを購入する場合、医師や栄養士に相談して、自分の必要に最も適合するものを推奨してもらいましょう。理想をいえば、サプリメントは血液検査を参照し、食べるものをおぎなうように摂取するのが望ましいといえます。サプリメントのブランドを選ぶ際は、用量と調合が保健専門家の勧めにマッチするものを探しましょう。有機やホールフード由来といったブランドないし特徴は、通常それほど効果に影響しません。一番効果があるのは規則正しくサプリメントを服用する習慣なので、日々の流れに合わせた計画を立て、飲み忘れない場所にサプリメントを置いておきましょう。

✿必須ビタミンと必須ミネラル✿

ここで取り上げるビタミンとミネラルはいずれも体内で大事な役割を果たします。この節では、おぎなう必要がありそうな栄養素はどれか、ビーガン食材（昆布粉末やニュートリショナルイーストなど）で食事に加えられる栄養素はどれかを解説します。

ビタミンB12

ビタミンB12はDNAの材料で、神経や血球を健康に保つ働きもします。これらの機能はとても重要で、充分なB12がなければ私たちはひどい疲労や抑うつ、集中力の低下に悩まされることがあります。

あいにく、植物のホールフードにビタミンB12を含むものはありません。B12はすべて微生物に由来するもので、植物も動物も自力でこれを生成することはできません。肉がB12を含むのは動物が食べものを介して微生物に接し、このビタミンを体組織に貯蔵するからです。畜産業者は飼育する動物たちにB12のサプリメントを与えることもよくあります。

ビタミンB12は栄養強化した植物性ミルクやニュートリショナルイーストにも含まれますが、植物ベースの食事をしている人はサプリメントも摂ったほうがよいでしょう。私の経験上、定期的にB12をおぎなっているビーガンがB12欠乏症になることはまずありません。ただそうはいっても、二、三年おきに血液検査を受けて数値を測っておくのが賢明です。

B12を摂り続けることは、どんなB12を摂るかよりも遥かに重要です。医師やサプリメント会社のなかには、シアノコバラミンを勧める立場とメチルコバラミンを勧める立場があります。しかし実際にはほとんどの人がどちらの種類もよく吸収できます。私はスプレー型のものを使っていて、このほうが子どもにも与えやすいと感じていますが、タブレット型のほうがよければそれでもかまいません。

B12サプリメントの服用量で最も一般的なのは、一日五〇〜一〇〇マイクログラム、あるいは週二回一〇〇〇マイクログラムを摂るという目安です。パッケージの説明にしたがいましょう。かなりの量に思えますが、体に吸収されるのは一パーセント未満なので、これは必要量です。

ビタミンD

強い骨や歯の健康といったら、普通、真っ先に思い浮かぶ栄養素はカルシウムですが、その吸収を助けるビタミンDの役割も忘れてはいけません。ビタミンDはさらに細胞の成長を促し、感染を防ぎ、炎症を抑えます。

人の体は太陽光を浴びることでビタミンDを合成できますが、寒い地方の冬は日差しが弱く、充分な合成が行なえません。アメリカ北部、カナダ、北欧に暮らす人々は冬にサプリメントをとるのが得策です。夏は毎日、外へ出て約一五分間、日光浴をすることに努めましょう。

ビタミンDを含む食べものは非常にかぎられています。卵黄、レバー、脂《あぶら》の多い魚、野生のきのこなどがその例となりますが、ほとんどの人は栄養強化食品か太陽、サプリメント、あるいはその組み合わせで必要量のビタミンDを得なくてはなりません。カナダやアメリカに住んでいる人はビタミンDを添加した朝食用シリアル、マーガリン、植物性ミルクを探しましょう。購入するものに栄養分が添加されているか否かは栄養ラベルで確かめます。

ビタミンDにはエルゴカルシフェロール（ビタミンD２）とコレカルシフェロール（ビタミンD３）の二種類があります。D３は自然につくられるビタミンDです。これは皮膚で合成されるので、日光浴はビタミンDの値を高める効果的な方法となるのです。栄養強化食品やサプリメントを摂取すれば、D３はより容易に吸収できます。サプリメントに含まれているビタミンDは多くがこれです。ただしあいにく、ビタミンD３は羊毛から抽出されるのが普通なので、私たちは地衣類に由来するD３もしくはD２（すべて非動物性）を含むビーガン食品を選ぶ必要があります。

ヨウ素

ヨウ素（ヨード）は土に含まれる微量ミネラルで、甲状腺ホルモンの調整に欠かせません。ヨウ素欠乏症は健康リスクなので、カナダとアメリカの食塩はヨウ素を添加されています。食塩のほか、植物ベースのヨウ素源としては海藻類が挙げられます。また、じゃがいもをはじめ、一部の根菜にも大なり小なりヨウ素が含まれています。食塩だけで充分なヨウ素を摂るのは難しいので、私は昆布やダルス（どちらも海藻）の粉末をシェイカーに入れておき、調理中に使うようにしています。好みによっては、ヨウ素のサプリメントやヨウ素入りのマルチビタミン剤を利用する手もあります。

鉄

鉄は肺から全身へ酸素を送る赤血球の働きを正常に保つうえで欠かせません。鉄欠乏性貧血は世界で最もよくみられる栄養失調で、月経がある人は特にリスクが高く、月経中の運動選手はさらに貧血を起こしやすくなります。もっとも、ビーガンやベジタリアンが一般人よりも鉄欠乏性貧血になりやすいわけではありません。ただし植物性の非ヘム鉄は動物組織に含まれるヘム鉄ほど吸収されやすくないので、意識的な鉄摂取を心がけるのは大事です。したがって、成人は一日に約一八ミリグラムの鉄を摂る必要がありますが、吸収率の違いを考えるなら、植物ベースの食事をする人は概してより多く摂るほうがよいといえます。一日約二二ミリグラムの摂取をめざしましょう。

体に必要な鉄分はビーガン食で得られます。インゲン豆やレンズ豆、葉物野菜、廃糖蜜、乾燥あんず、カシューナッツ、カボチャの種などは鉄の宝庫です。ビーガン・バーガーやビーガン・ソーセージの多くも鉄分を添加されています。

鉄分に富むものを食べる以外に、鉄の吸収を高める方法もあります。ビタミンCは鉄の吸収を助けるので、チリにライム果汁を加えたり、葉物にレモン果汁を加えたりしてみましょう。鋳鉄《ちゅうてつ》製のフライパンで調理をすると、料理の鉄含有量が増えます。最後に、コーヒーや紅茶は鉄の吸収を抑える成分を含むので、食事中に飲むのはよくありません。飲むのは鉄分に富む食事を終えて少なくとも一時間後にしましょう。

カルシウム

カルシウムは人体に最も多く含まれるミネラルで、強い骨をつくり保つほか、筋収縮（心臓のそれも含む）、神経系の機能、血圧の安定にも大きく関わっています。カナダ保健省とアメリカ国立衛生研究所はともに、成人は一日あたり一〇〇〇ミリグラムのカルシウムを摂るよう推奨しています。

栄養強化された植物性ミルク一杯でおよそ三〇〇ミリグラムのカルシウムが摂れます。植物性ミルクが栄養強化されているかは栄養ラベルで確かめましょう。カナダでは栄養強化された植物性ミルクのほとんどが食事摂取基準（ＤＲＩ）の三〇パーセントに相当するカルシウム、四五パーセントに相当するビタミンＤ、五〇パーセントに相当するＢ12を含んでいます。アメリカでは栄養強化がよりまちまちなので注意深くラベルを読む必要があります。大抵は栄養強化された植物性ミルク一杯とさまざまな植物ホールフードを毎日摂取していれば、難なく必要量のカルシウムを得ることができます。

もし好みなら、栄養強化された植物性ミルクを一日に二杯飲むのがカルシウム摂取の簡単な方法で、これをすれば一日に必要なカルシウムのおよそ三分の二を取り込むことができます。栄養強化された豆乳を選んだ場合、一杯ごとに七グラムのタンパク質も得られます。植物性ミルクを直接飲むのが嫌なら、チア・プディング、オーバーナイト・オーツ、オートミール、スムージー、スープ、ソースなどに加えることもできます。さらに足りない分のカルシウムをおぎなうために、チンゲン菜やブロッコリー、コラード、ケール、かぶの葉のようなカルシウムに富む葉物野菜、硫酸カルシウムでつくられた豆腐（成分を要確認）、それにタヒニも摂りましょう。

亜鉛

亜鉛は組織の成長と修復に必要とされ、免疫系の働きも支えます。うれしいことに、植物性のタンパク源をたくさん摂れば亜鉛も取り込めます。インゲン豆、レンズ豆、ひよこ豆、カボチャの種、チアシード、カシューナッツ、キヌア（擬似穀物の一種）、オートミール、ヘンプハーツ（ヘンプの殻に包まれた中身）、栄養強化された朝食用シリアル、豆腐、くるみは、いずれも亜鉛の宝庫です。

✿ビタミン類の食事摂取基準✿

132ページの表は特に重要なビタミン類の一般的な一日推奨摂取量を表わしたものです。必要量には個人差があるので、疑問があれば医療提供者に相談しましょう。なお、この表は妊娠中や授乳中の人に関する奨励を含んでいないので、その点は注意を要します。

✿ミネラルの食事摂取基準✿

133ページの表は特に重要なミネラルの一般的な一日推奨摂取量を表わしたものです。もちろん、ビタミン類と同じく、必要量には個人差があります。この表は目安として用い、気になる点や疑問点があれば医療提供者に相談しましょう。

年齢	ビタミンA	ビタミンB12	ビタミンC	ビタミンD	ビタミンE	コリン	葉酸	リボフラビン	チアミン
7～12カ月	500mcg	0.5mcg	50mg	400IU	5mg	150mg	80mcg DFE	0.4mg	0.3mg
1～3歳	300mcg	0.9mcg	15mg	600IU	6mg	200mg	150mcg DFE	0.5mg	0.5mg
4～8歳	400mcg	1.2mcg	25mg	600IU	7mg	250mg	200mcg DFE	0.6mg	0.6mg
9～13歳	600mcg	1.8mcg	45mg	600IU	11mg	375mg	300mcg DFE	0.9mg	0.9mg
14～18歳	900mcg	2.4mcg	75mg	600IU	15mg	550mg（男性）400mg（女性）	400mcg DFE	1.3mg（男性）1mg（女性）	1.2mg（男性）1mg（女性）
19～49歳	900mcg	2.4mcg	90mg	600IU	15mg	550mg（男性）425mg（女性）	400mcg DFE	1.3mg（男性）1.1mg（女性）	1.2mg（男性）1.0mg（女性）
50～69歳	900mcg	2.4mcg	90mg	600IU	15mg	550mg（男性）425mg（女性）	400mcg DFE	1.3mg（男性）1.1mg（女性）	1.2mg（男性）1.1mg（女性）
70歳以上	900mcg	2.4mcg	90mg	600IU	15mg	550mg（男性）425mg（女性）	400mcg DFE	1.3mg（男性）1.1mg（女性）	1.2mg（男性）1.1mg（女性）

出典：Institute of Medicine, National Academies of Science, Engineering, and Medicine, Dietary Reference Intakes

葉酸の単位mcg DFEは食事性葉酸塩当量（dietary folate equivalent）。これは体が実際に吸収する葉酸の量を表わす。

年齢	カルシウム	ヨウ素	鉄	マグネシウム	リン	カリウム	ナトリウム	亜鉛
7～12カ月	260mcg	130mg	11mg	75mg	275mg	860mg	110mg	3mg
1～3歳	700mg	90mg	7mg	80mg	460mg	2000mg	800mg	3mg
4～8歳	1000mg	90mg	10mg	130mg	500mg	2300mg	1000mg	5mg
9～13歳	1300mg	120mg	8mg	240mg	1250mg	2500mg（男性）2300mg（女性）	1200mg	8mg
14～18歳	1300mg	150mg	11mg	410mg（男性）360mg（女性）	1250mg	3000mg（男性）2300mg（女性）	1500mg	11mg（男性）9mg（女性）
19～49歳	1000mg	150mg	8mg	420mg（男性）320mg（女性）	700mg	3400mg（男性）2600mg（女性）	1500mg	11mg（男性）8mg（女性）
50～69歳	1000mg	150mg	8mg	420mg（男性）320mg（女性）	700mg	3400mg（男性）2600mg（女性）	1500mg	11mg（男性）8mg（女性）
70歳以上	1200mg	150mg	8mg	420mg（男性）320mg（女性）	700mg	3400mg（男性）2600mg（女性）	1500mg	11mg（男性）8mg（女性）

出典：Institute of Medicine, National Academies of Science, Engineering, and Medicine, Dietary Reference Intakes

【健康的なビーガン食生活に向けた10の助言】

助言1～5は私が顧客に勧めるビーガン食の基本です。これらを毎日実践するだけで健康的なビーガン食生活の基盤が整います。基本が板《いた》について、栄養摂取の次のステップへ進む準備ができたら、助言6～10を実践しましょう。

1　栄養強化された植物性ミルクを一日に最低**一杯**飲んでカルシウムを得る。ミルクを飲むのが嫌ならスムージーやオートミールに混ぜてみる。

2　一日に最低大さじ**二杯**のチアシード、ヘンプシード、もしくは亜麻仁を摂取する。料理に混ぜ込むこと！　これらのシードにはタンパク質と健康的な脂肪がふんだんに含まれている。オーバーナイト・オーツに混ぜても、チリに加えても、サラダにまぶしても、スムージーに入れてもおいしい。

3　**三つ**のサプリメントを摂取する。ビタミンB12、ビタミンD3、藻類由来のオメガ3DHA／EPA。

4　**四つ**のビーガン食品グループ――果物と野菜、穀物とデンプン食品、高タンパク質食品（インゲン豆、レンズ豆、大豆、代替肉）、ナッツとシード――から満遍なく食べものを選ぶ。すべての食事が三つから四つのグループを含み、すべての軽食が二つから三つのグループを含むように。

5　一日に最低五皿の果物と野菜を食べる。葉物野菜とベリーは特にお勧め。生、冷凍、調理済みのいずれもよし。

6　大豆の摂取をおろそかにしない。大豆は完全タンパク質であるうえ、植物ベースの食事で不足しがちなリジン、コリンも豊富に含む。枝豆、豆乳、豆腐、テンペはいずれもすぐれた大豆食品。

7　生の食べものと調理したものを組み合わせる。生の果物や野菜は抗酸化物質、炭水化物、食物繊維、ビタミン類に富む一方、タンパク質や健康的な脂肪が足りない。生のナッツやシードは補完の役に立つものの、生ものだけのビーガン食やフルータリアン食はカロリー、ミネラル、リジンが不足しがちとなる。調理した豆類、全粒穀物、大豆食品を生の食材と組み合わせ、より十全な食生活を設計するように。

8　ホールフードをたくさん摂る。ホールフードの植物ベース食は動物性食品を含む食事にくらべ、おのずと食物繊維が多く、カロリーが低くなるので、必要なエネルギーと栄養素を得るには、食べる量と頻度を増やす必要がある。ビーガン食に移行したとき、充分な量を食べなかったり、栄養がとぼしい嗜好品に頼りすぎたりするのはよくある過《あやま》ち。こうした食事は疲労や空腹やイライラの原因になる。意図せず体重が落ちているなら、この状態は身に覚えがあるはず。そんなときは、いま食べているおいしいビーガン食品をもっと食べることから始めよう。ナッツやシードなど、タンパク質と健康的な脂肪に富むものを重点的に摂るのがよい。

9　栄養強化された、加工が少ない食品を食事に含める。例えば植物性ミルクは牛乳と同程度になるくらいのビタミンDとカルシウムを添加されていることが珍しくない。ニュートリショナルイーストはピザ、ポップコーン、パスタのトッピングにするとおいしく、ビタミンB類を添加されていることが多い。ビーガン・バーガーやビーガン・ソーセージの多くは鉄、亜鉛、ビタミンB12を添加されている。加工が最小限で、かつ栄養に富み、ビーガン食に味わいを持たせる食品はたくさんある。ひよこ豆の缶詰、ピーナッツバター、テンペ、豆腐を試してみてほしい。加工食品に関する一般論にまどわされないように。ラベルを読み、食物繊維が多くて添加糖類が少ない揚げ物以外の食品を探そう。

10　抗炎症作用のあるものを食べる。にんにく、しょうが、ターメリック、それに新鮮な果物、野菜、ハーブをたくさん摂れば、体内の炎症を抑えられる。抗炎症作用のあるおやつとしてダークチョコレートも食べよう。

第八章　あらゆるライフステージのビーガン食

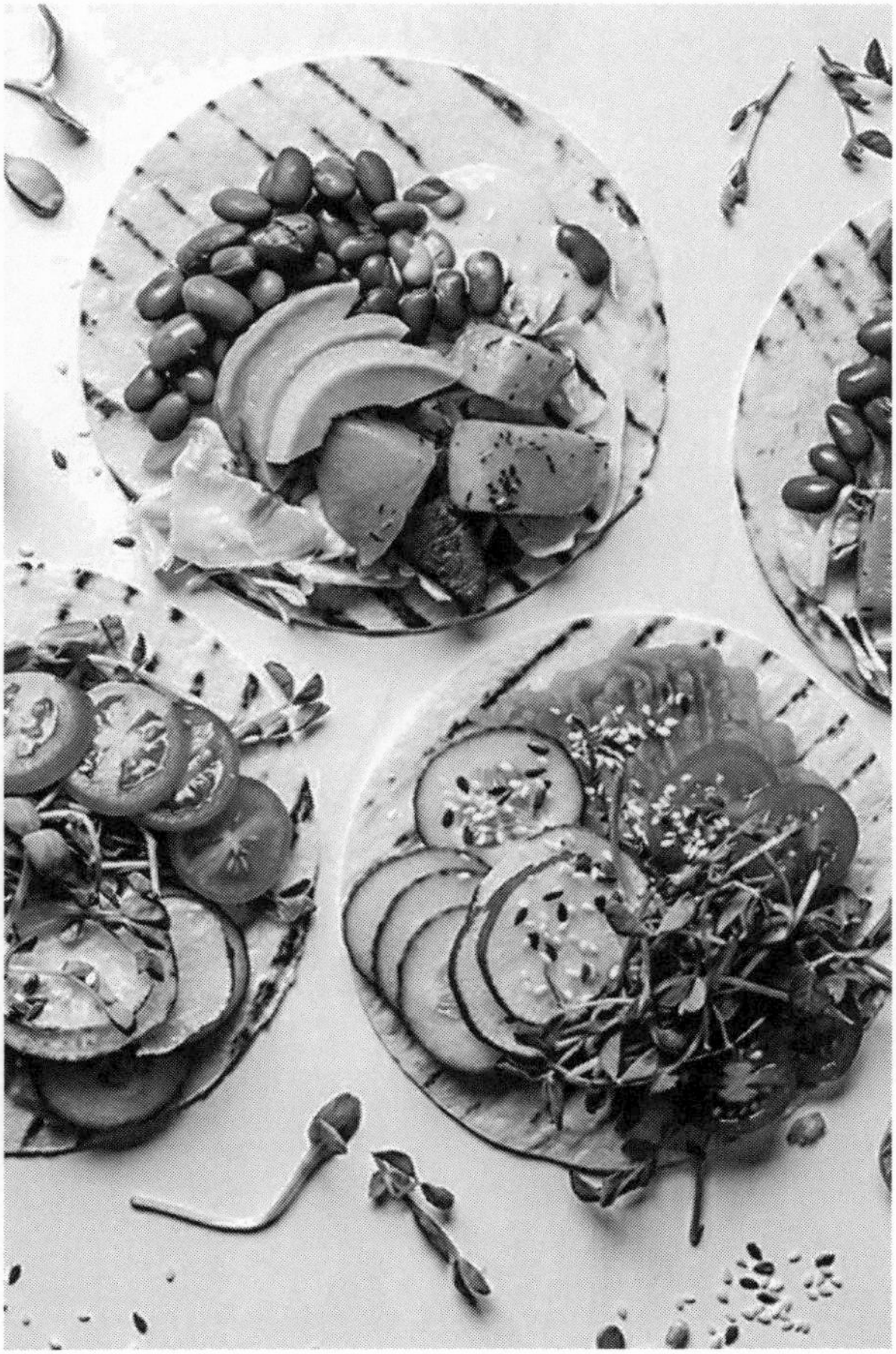

アメリカ栄養士会はかつてこう述べました。「適切に計画されたベジタリアン食（ビーガン食も含む）は健康的で栄養の不足がなく、特定の疾患の予防・治療効果も期待できる。これらの食事は妊娠期、授乳期、幼児期、小児期、思春期、高齢期など、ライフサイクルのあらゆる段階に適し、運動選手にも向いている」。

ビーガン食がライフサイクルのあらゆる段階に適しているというのは安心できる話ですが、ここで重要なのは「適切に計画された」という部分です。本章ではライフサイクルにおける三つの大きな段階、すなわち小児期、妊娠期、高齢期に光を当てます。これらの時期に必要な栄養量は、普通の成人に求められるそれとは異なるからです。また、ここでは各ライフステージに沿った健康的なビーガン食品の見つけ方も考えてみます。

✿子どもに必要な栄養✿

子どもが生まれたときから、あるいは成長したときから、ビーガン食を与えて子育てをする家庭は増えています。動物たちと地球に対する思いやりの価値観にのっとって子どもを育てるのは素晴らしい養育ですが、子どもに必要な栄養を確実に与えることは重要です。子どもの健全な成長と発達に要されるおもな栄養素はビーガン食で得られ、ほとんどはホールフードから、ごく一部はサプリメントから摂ることになります。この節では子どもに与える食事と必要な栄養の提供について手引きを示します。もっとも、さらに疑問点がある場合は、子どもが必要とする栄養について、ビーガンの栄養士に相談したくなるかもしれません。

子どもの食事を植物ベースに変える際は、自分と子どもにとって無理のないペースで行ないましょう。なぜ家族の食卓をそのように変えるのかを、子どもの年齢に合わせた適切な形で伝えてください。子どもの賛同を得ることができれば、食事の移行はずっと楽になります。

幼児期の食事

生まれたときから子どもをビーガンとして育てている家庭は、最低でも一歳まで、そのまま母乳もしくは大豆の粉ミルクを与えるのが一番です。授乳は二歳以上まで続けられます。粉ミルクを与える場合は、やめる時期について小児科医に相談しましょう。

植物性ミルクを与えることに決めたなら、栄養強化したエンドウ豆や大豆のミルクがお勧めです。どちらもタンパク質に富み、カルシウムとビタミンDを添加されています。ただ、これらのミルクは脂肪が多くありません。子どもの食事には健康的な脂肪に富むものが必要なので（次節参照）、その脂肪をナッツやシードやアボカドなど、他のものから得られるようにすることが肝心です。

生後六カ月ほどが過ぎて（それより遅くならないように）固形食を与え始める際は、最初からすべての食品グループに含まれるビーガン食品を与えましょう。子どもは特に鉄と脂肪に富むものを必要とするので、アボカド、インゲン豆、栄養強化された幼児用シリアル、葉物野菜、ナッツ、シードはいずれも最初の時期に与える食べものとして勧められます。

脂肪

脂肪は子どもの健全な発達、特に脳の成長を支える大事な主要栄養素です。二〜三歳の子どもはカロリーの三〇〜三五パーセントを、四〜一八歳の子どもはカロリーの二五〜三五パーセントを脂肪の形で取り込む必要があります。幼い子どもが必要量の脂肪を摂れていないことはよくあります。例えば二〇〇四年のカナダ地域健康調査によるデータでは、一〜三歳の子どもで必要量の食事脂肪を摂取できているのは、全体の五二パーセントにすぎなかったことが示されています。

家族の食事が植物ベースの場合、子どもはおのずと多価不飽和脂肪や一価不飽和脂肪を含むもの、つまりアボカドやナッツ、シード、植物油などから脂肪を得ることになります。すべてのおやつと食事に健康的なビーガンの脂肪源を含めるよう心がけましょう。わが家の子どもたちはとりわけフムスと人参スティック、アーモンドバターのディップに浸けたりんごスライス、ピーナッツバターとバナナ・スムージー、アボカド・トーストがお気に入りです。

タンパク質

タンパク質は成長と発達に欠かせません。子どもにとって重要な栄養素ですが、必要量はさほど多くありません。一～三歳なら一日に必要なタンパク質は約一三グラム、四～八歳なら一九グラム、九～一三歳なら三四グラムとなります。一四～一八歳の子どもたちは性別によって必要量が異なり、男子はおよそ五二グラム、女子は四六グラムとなります。普通、この量は健康的なビーガン食で簡単に満たせます。

タンパク質に富むビーガン食品で、子どもの食事に含めやすいものはたくさんあります。例えばインゲン豆、レンズ豆、大豆食品は、すぐれた組み合わせのアミノ酸源です。大麦やオーツ麦などの全粒穀物、キヌアやそばの実のような穀物風の食べものも良質なタンパク源です。ナッツとナッツバターも、子どもがアレルギーでなければよい選択肢になります。ナッツとシードはタンパク質と健康的な脂肪の宝庫なので、幼い子どもには特によい食品です。

炭水化物

健康的なビーガン食はおのずと炭水化物が多くなります。すべてのビーガン食品グループ（果物と野菜、ナッツとシード、タンパク源、デンプン質の野菜と穀物）は炭水化物に富みますが、なかでも果物と野菜、デンプン質の野菜と穀物は炭水化物源の筆頭にあがります。充分量のものを食べているなら、子どもたちは健康的なビーガン食で確実に充分な炭水化物を取り込めます。

炭水化物に富むものとともに、健康的な脂肪が多く、ある程度のタンパク質を含むものも食べさせましょう。健康的なビーガン食は繊維が多くなるので、心臓にやさしい一方、満腹感がありますす。子ども、特に乳児、幼児、未就学児の食事を考える際は、食物繊維が豊富な全粒穀物や豆類を増やしすぎて、エネルギーと栄養が不足してしまうことのないよう、注意しなくてはなりません。

鉄

鉄は赤血球の形成に不可欠です。鉄を豊富に含むもの、すなわち緑色野菜（ブロッコリー、おくら、春野菜など）、豆類（レンズ豆、エンドウ豆、インゲン豆など）、ナッツ、全粒粉や全粒粉パン、栄養強化された全粒穀物のシリアルなどは、子ども向けのビーガン食によく含めるのが重要です。乾燥フルーツのあんず、いちじく、プルーンなどもよいでしょう。鉄に富むものをビタミンCに富むものと組み合わせれば、子どもの鉄吸収率を上げることができます。朝食のシリアルには柑橘を、野菜のキャセロールにはピーマンとレンズ豆を入れてみましょう。

ヨウ素

ヨウ素は甲状腺ホルモンをつくるために必要となります（甲状腺ホルモンは代謝をコントロールし、脳の発達や骨の成長を支えます）。生後六カ月未満の幼児は必要なヨウ素のすべてを母乳もしくは粉ミルクから得ます。

アメリカやカナダの食塩はヨウ素を添加されています（ヒマラヤ岩塩と海塩は別）。一歳以上の子どもはここからヨウ素を摂取できます。ヨウ素を添加された塩を一日に小さじ四分の一〜二分の一杯与えれば、子どもの必要量を満たせます。他方、子どもが生後一二カ月未満の場合は、食事に塩を添加すると腎臓の発達が妨げられるおそれがあるので、これは避けましょう。

サプリメントを用いたければ、ヨウ素のサプリメントで子どもに必要量を与える手もあります。子ども用のマルチビタミン剤はほとんどがヨウ素を含んでいます。

カルシウム

カルシウムは成長途上の体で健康な骨が発達するためのかなめです。人は一六歳までに骨量全体の九〇パーセントほどが形成され、続く一〇年で残り一〇パーセントが形成されます。ここから、骨の発達を助けるために充分なカルシウムを子どもの食事に含めることの大切さが分かります。骨量を増やせるのは青年期までで、それ以降にカルシウムが豊富なものを食べれば骨量を維持することはできますが、増やすことはできません。

カルシウムが添加された豆乳は、基本的に一杯で子どもが一日に必要とするカルシウムのおよそ三分の一を提供します。カルシウムが添加されたビーガン・ヨーグルトもお勧めできます。充分な量のビタミンDを摂っている子どもはカルシウムを効果的に利用できるということも覚えておきましょう。

カルシウムで固めた豆腐、ならびに葉物野菜、インゲン豆、ナッツ、シードもすぐれたカルシウム源です。ごまやタヒニは特にカルシウムをよく含んでいます。タヒニはカルシウムのほか、健康的な脂肪やタンパク質にも富み、一般にアレルゲンも含まないので、子どもの食事にうってつけです。

オメガ3脂肪酸

この重要な脂肪は健全な脳の発達と機能に欠かせません。また、目と心臓の健康を保つ鍵でもあります。オメガ3脂肪酸を含むビーガンの食べものとしては、チアシード、ヘンプシード、亜麻仁、くるみなどが挙げられます。ただし、子どもに必要なオメガ3脂肪酸のすべてを植物性食品でまかなうことはできない可能性もあるので、藻類由来のＤＨＡ／ＥＰＡサプリメントを検討しましょう。

✽妊娠期と授乳期のビーガン栄養学✽

妊娠中と授乳中は鉄や葉酸といったミネラルとビタミンの必要量が増えるので、ビーガン食を摂る人々は以下の栄養素について考える必要があります。医療提供者には自分がビーガン食で暮らしていることを伝え、この特別な期間に必要な食べものを取り込むための方法について話し合いましょう。

葉酸

葉酸は健全な妊娠期間を送るために不可欠の役割を担います。これはとりわけ妊娠期間最初の四週間に、胎児の脳、頭蓋骨、脊椎《せきつい》が正常な発達を遂げるために必要とされます。葉酸が足りないと二分脊椎などの神経管閉鎖障害が生じかねません。この最初期の発達段階は、ほとんどの人が妊娠に気づく前に始まるので、少しでも妊娠を疑ったら葉酸をたくさん摂取することが大切です。

妊娠した可能性のある人には一日四〇〇マイクログラムの葉酸摂取が推奨されます。バラエティに富む健康的なビーガン食は多くの葉酸源を含むのが普通です。インゲン豆、エンドウ豆、レンズ豆、葉物野菜、亜麻仁、ビーツ、オレンジなどはいずれも葉酸を含みます。ただし、食事だけで四〇〇マイクログラムの葉酸を摂るのは難しいので、妊娠疑いのある人は食生活に関係なくサプリメントを摂るのがよいでしょう。

鉄

妊娠中は成長する胎児の必要を満たすために血液量が増えるので、鉄を多く摂らなくてはなりません。植物ベースの食品に含まれる鉄は肉のそれほど容易に吸収されないので、食品のみから充分な鉄を摂るのは難しいこともあります。鉄を含む出生前ビタミン剤は必要量を満たす助けになります。

サプリメントと食事を組み合わせ、一日三〇～四五ミリグラムの鉄分摂取をめざしましょう。インゲン豆やレンズ豆、葉物野菜、乾燥あんず、カシューナッツ、カボチャの種などは鉄の宝庫です。また重要な点として、ビタミンCは鉄の吸収を助けるので、鉄に富む食べものを柑橘もしくはピーマンやパプリカと合わせて献立を考えましょう。

ビーガン食の良質な鉄の源

食品	分量	鉄
ベーグル（栄養強化あり）	1個	3.8mg
黒インゲン豆	調理済み1カップ	3.6mg
廃糖蜜	大さじ1杯	7.2mg
カシューナッツ	1/4カップ	2mg
さやインゲン	調理済み1カップ	5.2mg
レンズ豆	調理済み1カップ	6.6mg
エンドウ豆	調理済み1カップ	2.8mg
キヌア	調理済み1カップ	2.8mg
スイスチャード	調理済み1カップ	4mg
豆腐	1/2カップ	6.6mg
ベジホットドッグ（栄養強化あり）	1本	3.6mg

ヨウ素

ホルモンの調整を助けるのに加え、ヨウ素は胎児の脳発達に欠かせない役割を担います。ヒマラヤ岩塩や海塩を使うことに慣れている人は、妊娠期間中、ヨウ素添加された食塩を料理に使うよう検討するほうがよいでしょう。調理中のものに昆布やダルスの粉末をまぶせばヨウ素の量が増えますが、これらの粉末はヨウ素の量が非常に多いので、あいだを開けつつ使います。もちろん、出生前サプリメントの多くはヨウ素を含むので、料理のパターンを変えたくない場合は使えます。

カルシウム

妊娠中は一日に一〇〇〇ミリグラムのカルシウムが必要です。栄養強化された植物性ミルクは一杯でこの必要量の約三分の一を満たせます。栄養強化された豆乳は一杯につき七グラムのタンパク質も含むすぐれものです。それで足りない分のカルシウムはチンゲン菜、ブロッコリー、コラード、ケール、かぶの葉などのカルシウムに富む緑色野菜と、硫酸カルシウムで固めた豆腐（成分表を確認）、およびタヒニでおぎないます。出生前ビタミン剤の多くはカルシウムを含むので、サプリメントを使用している、もしくは購入しようとしている人はラベルを確認しましょう。

ビタミンD

ビタミンDは健康な骨の発達、細胞分裂の制御、および免疫機能のために欠かせません。妊娠中にビタミンDの必要量が増えることはありませんが、ビタミンDの摂取不足は一般人のあいだに広くみられます。

服用している出生前サプリメントにビタミンDが含まれていることを確認しましょう。第七章で述べたように、ビタミンD２は例外なくビーガン対応ですが、D３は羊毛に由来することがよくあります。さいわい、ビーガンのビタミンD３サプリメントはいくつかあります。それが気になるようなら、D３の原料について安心できるよう、ビーガンの出生前サプリメントを探しましょう。

ビタミンB12

ビタミンB12は子癇前症《しかんぜんしょう》、低出生体重、早産を防ぎます。栄養強化された植物性ミルクやニュートリショナルイーストにはビタミンB12が含まれていますが、妊娠中のビーガンはサプリメントも摂るべきです。出生前ビタミン剤のほとんどはB12を含みます。自分のものもそうか確かめましょう。

コリン

コリンは胎児の健全な脳発達の鍵となります。植物性のコリン源はありますが（ブロッコリー、かいわれ、ピーナッツバター、豆乳、豆腐など）、食事だけで妊娠中に推奨される四五〇ミリグラムのコリンを得るのは難しいかもしれません。一番よいのはコリンの入った出生前ビタミン剤か、コリン単体のサプリメントを利用することです。

オメガ3脂肪酸

オメガ3脂肪酸、特にDHAは、妊娠四～六カ月に始まる胎児の脳と目の発達に欠かせません。

亜麻仁とくるみは助けになりますが、藻類由来のＤＨＡサプリメントもよいでしょう。ＤＨＡを含む出生前ビタミン剤が見当たらなければ、単体のサプリメントを妊娠に先立つ時期から妊娠中にかけて一日最低二〇〇ミリグラム、授乳中には一日最低三〇〇ミリグラム摂取する必要があります。

✽高齢者✽

健康的なビーガン食は病気のリスクを減らし、寿命をのばします。植物ベース食の健康効果が知られだすにつれ、ビーガン食に移行する高齢者は増えてきました。ただし、歳をとるにつれ、カルシウム、食物繊維、鉄、ビタミンＢ12、ビタミンＤの重要性は高まってくるので、ビーガン食を続けながら充分量を摂ることは特に意識したほうがよいといえます。

カルシウムとビタミンＤ

高齢者は骨の健康を保つために、若い頃よりも多くのカルシウムとビタミンＤを必要とします。必要量を満たすために、カルシウムとビタミンＤが添加された植物性のミルク、ジュース、ヨーグルトを日々の食事にたくさん取り入れましょう。カルシウムで固めた豆腐、緑色野菜、ナッツ、シードもすぐれたカルシウム源です。

鉄

五〇歳以上の成人は鉄欠乏症になりがちです。特に老人ホームで暮らす八五歳以上の人々は、実に六三パーセントが貧血をわずらっています。この鉄欠乏症は小食や栄養吸収の低下によって起こります。ビーガンやベジタリアンが肉食者よりも鉄欠乏症になりやすいということはありません。むしろこれはこの年齢層の人々全体が抱えるリスクです。

インゲン豆や葉物野菜をよく食べ続ければ、鉄の摂取量を高い水準で維持できます。また、ビタミンCを食事に含めると、鉄吸収の効率が上がります。レンズ豆のレモンスープなどは鉄に富む食事の代表例で、ビタミンCも多量に含んでいます。体に充分な鉄をたくわえておくにはサプリメントも必要になるかもしれません。医療提供者に相談して、おなかにやさしい選択肢を見つけましょう。

食物繊維

植物ベース食はおのずと食物繊維が豊富になります。食物繊維は歳をとるあいだ、胃腸と心臓の健康を保つために重要な役割を果たします。果物、野菜、豆類、全粒穀物、ナッツ、シードを普段から食事に含め、水溶性と不溶性の食物繊維をどちらもたくさん摂りましょう。

ビタミンB12

すべてのビーガンにいえることですが、高齢のビーガンもB12のサプリメントを摂るべきです。高齢になるとB12の吸収が難しくなる傾向があるので、これは特に高齢者にとって重要な点となります。カナダのオンタリオ州で行なわれたある研究では、地域在住高齢者の四三パーセントがB12欠乏症であることが判明しました。しかしサプリメントを摂ればB12の体内量は改善します。B12サプリメントを摂りつつ、定期的に血液検査を行なって、この重要なビタミンが健全な値に保たれていることを確かめましょう。経口サプリメントで足りない場合は、医療提供者と相談し、B12の注射を受けるのも選択肢の一つです。

第九章　ビーガンの日常生活

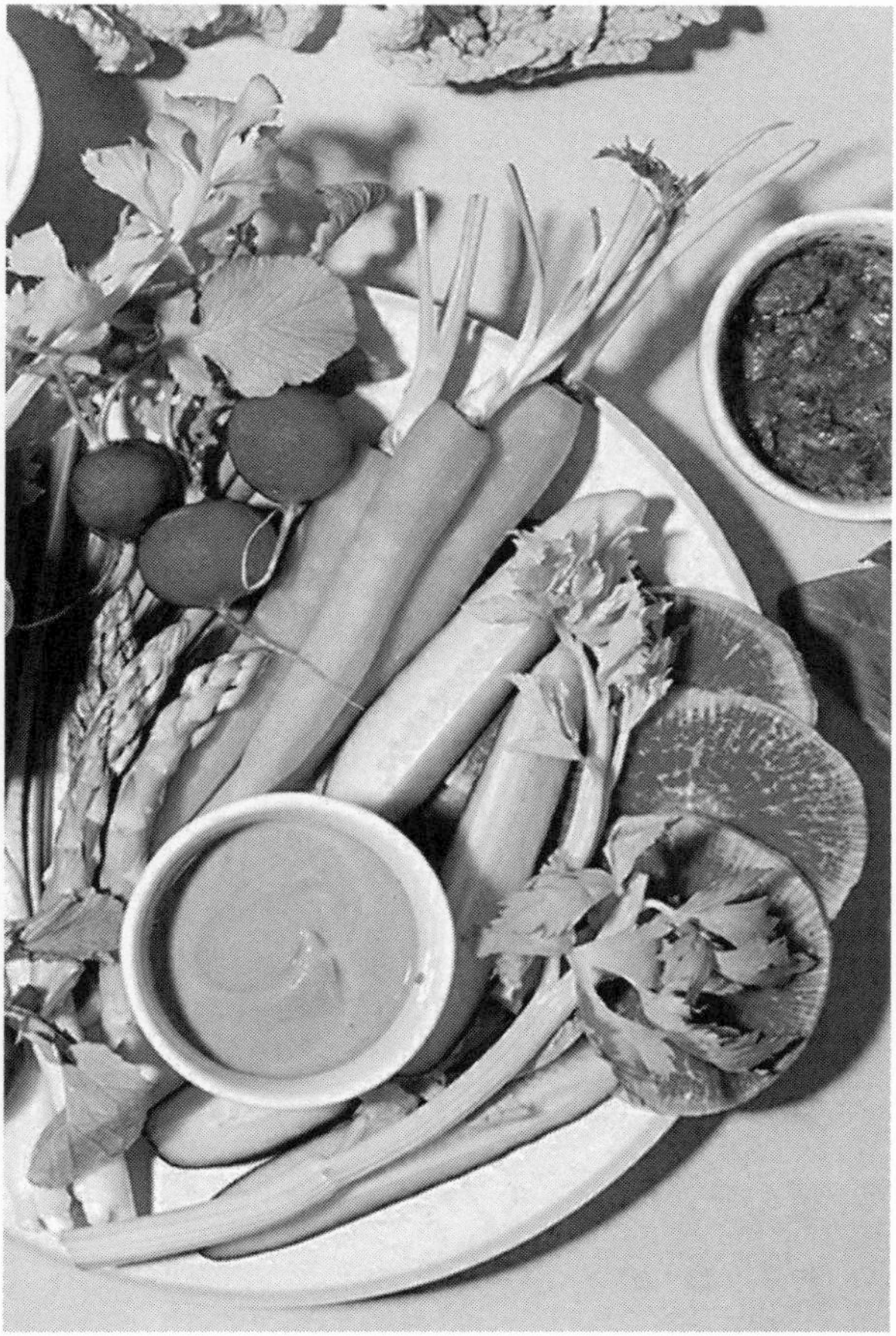

ビーガン食が習慣化すれば、どこにいてもビーガンの選択肢を見つけるのが容易になります。ほんの少しの計画性と多少の経験があれば、どんな環境でもビーガン生活を謳歌《おうか》できます。

✽職場で✽

健康的なビーガン生活を続けていると、職場にお弁当を持って行くのが楽だと気づくでしょう。職場で利用できる設備を確かめてみてください。簡易キッチンはあるでしょうか。電子レンジはどうでしょう。冷蔵庫は？　もしあるなら、残りものや簡単な食事を持参して職場で温め直すのが簡単な方法です。あるいは良質な魔法瓶《まほうびん》を買って温かいランチを持って行くのも一案です。私自身はひよこ豆のトルティーヤやサンドイッチ、サラダ、パワー・ボウル〔ボウル料理の一種〕など、冷めたランチが好みですが、レンズ豆シチュー、パスタ、バターナッツカボチャ・スープのような温かいランチも堪能します。簡単な選択肢はたくさんあります！

デスクには乾燥フルーツや生果、ナッツやシード、それにいくらかのダークチョコレートなど、健康的なおやつを忍ばせておきましょう。自分に一番合ったスナックを見つけ、手元に置いておけば、不足感なく元気に一日を過ごせます。また、大きな水筒をデスクに置いて、常に水分を摂りましょう。ハーブティーもよい選択肢です。

顧客と外食することが多い場合は、健康的なビーガン料理があるお店を提案しましょう。料理や外食店についての詳細は「外食」の節（160ページ）をご参照ください。同僚や顧客と外食する際は、野菜がたくさん入ったものを注文しましょう（食事全体の半分が野菜であるのが理想）。野菜を倍にしてもらう、あるいは別途サラダを頼むことをためらってはいけません。食事の始めには大盛りの野菜たっぷりスープを堪能しましょう。可能なら全粒穀物のメニュー、例えば白米のボウル料理ではなくキヌアのパワー・ボウルなどを選びたいものです。

✽パーティー✽

自分の価値観やビーガン食へのこだわりを理解する人々とビーガン・パーティーへ行ったりお祝いをしたりすることは、この生活スタイルにともなう最高のひとときです！　自分が暮らす地域で食事会を催《もよお》しそうなビーガンの人たちを探すことは絶対お勧めです。

もちろん、みなさんが招かれるパーティーのすべてがビーガンのそれということはないでしょう。雑食の人々や動物性の料理を振る舞う人々のお祝い行事は少々厄介です。ビーガンによっては、他の人々が動物性の料理を食べるのを見て胸が悪くなることもあります。また、あなたがビーガンであることを同席者が知ったら、ビーガニズムに関する会話が始まって火花が散ることもあります。こうした会話がこちらの生活スタイルに関する情報と見解を他の人々に伝えるよい機会になりうるのは確かですが、議論が難しい、あるいは怖いと感じるのも無理はありません。

パーティーで味方をしてくれる、頼れるビーガンの友人もしくは理解者を探し、議論があまりに個人的な領域や琴線に触れだしたら、はっきりどこかで打ち切りましょう。そうした状況では常に自分を気づかうことも大切になります。人々がこちらの生活スタイルに興味を抱くのは分かりますが、嫌な気分になる会話を続ける必要はありません。

パーティーへ出向いた際においしいビーガン食品を持って行って、居合わせた人々に配るのは最も効果的な活動になります。また、自分が好きなものを持参すれば、パーティーで何かは食べられるという安心感もあります。

食べものがたくさん並んだテーブルを見るだけでは、どれがビーガン対応なのか見分けにくいことも珍しくありません。それで困ったときはためらわず人に訊きましょう。もっとも、基本的に大丈夫と考えられるメニューもあります。野菜、ピタパン、フムスの盛り合わせや、トルティーヤ・チップスとサルサやワカモレのボウルは大体がビーガンでも食べられます。

【思わぬ問題】

ビーガン生活のなかで何かしらの問題が生じても、驚かないでください。ちょっとした計画と多少の忍耐、適切な線引き、それにコミュニケーションで、これらのよくある問題は解決できます。

友達や家族が応援してくれない　近しい人々が応援してくれない場合、さまざまな理由が考えられます。時にそれは純粋な心配ゆえということもあります。もしそうなら、やさしく安心させるアプローチが基本的に最良の策となるでしょう。大切な人々が何を気にしているのか知ろうと努めることが肝心です。あなたの健康が心配なのでしょうか。もしかしたらその人々は、あなたがビーガンになった結果、自分たちの関係が変わることを不安に思っているのかもしれません。あなたが今でもその人々を大切に思っていること、これまでどおりの関係でいたいことを改めて伝えましょう。また、自分がビーガニズムの健康面について時間をかけて学んだこと、ちゃんとバランスのよいビーガン食を摂っていることも伝えましょう。

一方、こうした心配は認知不協和から生じることもあります。人々はあなたがビーガンになった理由を（それが健康のためであれ、環境のためであれ、動物のためであれ）妥当かつ自分が大事にする考え方と同じだと思うかもしれません。すると疑問が生じます――自分もビーガンになるべきなのだろうか、と。もしその人々がまだビーガンでなければ、そんな自分を正当化するためにあなたの考え方が間違っているとその人々は思いたがることがあります。思いやりをもって答えましょう。ただしこちらを敵視したいだけの人と議論して深入りしてはいけません。きっぱりと、しかし礼節のある線を引き、別の話題に移りましょう。

医療提供者（や介護人）がビーガン食を理解してくれない　医師その他の保健専門家から疑問や疑念を向けられたら、一番よいのは本書を紹介することです！　あるいは他の情報源、例えば『アメリカ栄養士会の立場――ベジタリアン食』などをみせてもよいでしょう（書誌情報は189ページ）。栄養士のような専門家の情報源から得た知識は、周囲の懸念を払拭することに役立ちます。

チーズ、ジャンクフード、肉がほしい　これは無理もありません。大きな変化を遂げるのは難しく、慣れるのに時間がかかります。こうしたケースでは、旨味《うまみ》もしくは塩と油の組み合わせを欲している可能性があります。オリーブやドライトマトを試してみましょう。これらはすぐれたピザのトッピングになり、チーズの塩っぽさや油っぽさの代わりになりえます。肉や乳製品の代替品も、とりわけ植物ベース食に慣れようとしている時期に畜産物ほしさを満たす助けになります。

もっと選択肢がほしい　食事がワンパターンになって、もっとバラエティを増やしたいと思ったら、SNSでおもなビーガンの発信者をフォローしましょう（186ページのリストをご覧ください）。着想源になる無料レシピや「私の一日の献立」といった投稿をたくさんみることができます。また、書店や図書館で新しいビーガン料理本を手に取ってみたり、週ごとに新しい果物や野菜を買って料理に使ってみたりしましょう。息抜きに新しいビーガン料理店へ行って別の人に料理をつくってもらうのもありです。

元気が出ない　元気が出ないとしたらカロリー不足かもしれません。植物性食品は動物性食品に比べ、総じてカロリー密度が低くなります。充分な量を食べているでしょうか。健康的なビーガン食に切り替えたら、人によっては食べる量を増やす必要があります。体重が落ち続けているなら、体に必要なエネルギーを満たせるだけのカロリーを摂れていないということになります。

おなかが張る　食物繊維、特にインゲン豆やレンズ豆のそれをよく摂取しだすと、少しガスがたまった感じ、おなかが張った感じになるのが普通です。初めはゆっくり、インゲン豆やレンズ豆を大さじ数杯分だけ盛って食物繊維の摂取量を増やし、それから量をかさ増ししていきましょう。よく水を飲み、楽な服を着て、消化を助けるために体も動かしましょう。多めの食物繊維に体が慣れると、この時期は過ぎます。

✽外食✽

外食はビーガン生活最大の楽しみの一つです。私はビーガンになる前にこれほど色々な料理を楽しんだことはありません。素敵な選択肢はたくさんあり、植物ベースの料理は種類と色彩に富んでいます。ほぼすべての伝統料理にはビーガンメニューがあります。お気に入りの外食店で食事をするときは以下の手引きを参考にしてみてください(訳注1)。

インド料理

インドはベジタリアン人口が多いので、お国料理には素晴らしい植物ベースのメニューがたくさんあります。

チャナ・マサラ、レンズ豆のダルカレー、サグ・アル、アル・マタール、ベジタブル・ビリヤニなどを頼んでみましょう。インドのカレーはギーを含むことがあります。これは澄ましバターで、ビーガン対応ではありません。お気に入りのインド料理店が植物成分だけで料理をつくれるか、よく確認しましょう。

イタリア料理

イタリア料理には昔から多くの肉なしメニュー、特にインゲン豆やレンズ豆のメニューがあります。野菜、レンズ豆、あるいはインゲン豆が豊富なトマトソースのパスタを食べてみてください。ビーガン料理店にはクリーミーなカシューナッツ・ソースのメニューがあるかもしれません。チーズ不使用のピザはもう一つの魅力的な選択肢です。マッシュルーム、オリーブ、ニュートリショナルイースト、ドライトマト、炒め玉ねぎ、焼きパプリカなどの風味ゆたかなトッピングを載せましょう。

訳注1　外食については欧米圏と日本とで状況がかなり異なるので、この節の記述には注意を要する。日本の場合、インド・ネパール料理店にはビーガン対応の料理がいくつかあるものの、他の料理店は総じて利用が難しい（食べられるものがなくはないが、間違って動物成分入りのものを注文してしまうリスクが大きい）。また、日本料理店はほとんどの料理にかつおだしを使うので基本的に利用できないが、居酒屋には多少ビーガンでも食べられる品がある（枝豆やポテトフライなど）。一方、外食チェーン店ではサイゼリヤやココ壱番屋のほか、ドトール、スターバックス、ロイヤルホストなど、ここ数年で植物ベースのメニューを取り扱いだした店が増えている。というわけで目下、外食をしたいビーガン初心者は、周辺にそうしたメニューを置いているチェーン店もしくはインド・ネパール料理店がないかをチェックするのがよい。ビーガン生活を長く続けていると、ほかの店を利用するコツも分かってくる。

日本料理

日本料理店には素晴らしいビーガンメニューがたくさんあり、現在増えているビーガン寿司もその一例です。ソースにマヨネーズを使わないでほしいと伝え、天ぷらを頼むときは衣に卵が使われていないか確かめましょう。揚げだし豆腐、味噌汁、ビーガンラーメン、ビーガンカレー、冷やしそばを食べてみてください。絶品です！　これらのメニューに魚醤《ぎょしょう》が使われていないか、お店の人によく確認しましょう。汁物についても確認が必要です。だしに魚介の粉末が使われていることがあるからです。

メキシコ料理

身近なメキシコ料理店にはおいしいビーガンメニューが豊富にあります。チリシンカーン、黒豆タコス、ライス・アンド・ビーンズ、野菜トッピングのナチョス、ベジ・ブリトーを頼んでみてください。チーズやサワークリームはいらないと伝えましょう。料理に多少のライム果汁をまぶせば、風味を増し、鉄吸収率を高めることができます。

ベトナム料理

ベトナム料理店での夕食はきっと楽しいひとときになります。私が特に好きなのは生野菜の春巻きとピーナッツ・ソースのセットです。豆腐のバインミー、チンゲン菜のにんにく炒め、グリーンパパイヤのサラダ、ビーガンのフォーなどはいずれも魅力的なメニューです。多くのベトナム料理は野菜を豊富に含みますが、少量の肉や魚介類を含むので（特にソース類）、ビーガン対応の料理店を探すか、もしくはお店の人に魚醤が入っているメニューを尋ねましょう。なお、魚醤はタイ料理でもよく使われます。

✽旅行✽

旅行の際は自分で料理がつくれるよう、シンプルな一室よりも簡易キッチンがある部屋を予約するのが得策です。レストランの料理は総じて自宅でつくるものより塩分や脂肪分が多いので、これは旅行中も健康でいるためのよい方法といえます。例えばオートミール、アボカド・トースト、ミューズリーとビーガンミルクの組み合わせは、かぎられた設備でもつくるのが簡単で、観光や仕事上のミーティングを行なう大事な一日のエネルギー源になります。ランチにはフムスと野菜のトルティーヤ、あるいはひよこ豆の入ったギリシャ風パスタサラダを持参するのも一案です。

不案内な町にあるお勧めのビーガン料理店を探したいときはハッピーカウ（HappyCow）などのアプリを利用しましょう。(訳注2) 何といっても、おいしいビーガン料理を満喫するのは旅行の醍醐味の一つです！

訳注2　日本のビーガン料理店を探す際はビーガン情報サイト「ハチドリィ」も役立つ（https://hachidory.com/）。

第十章　ビーガン料理と献立

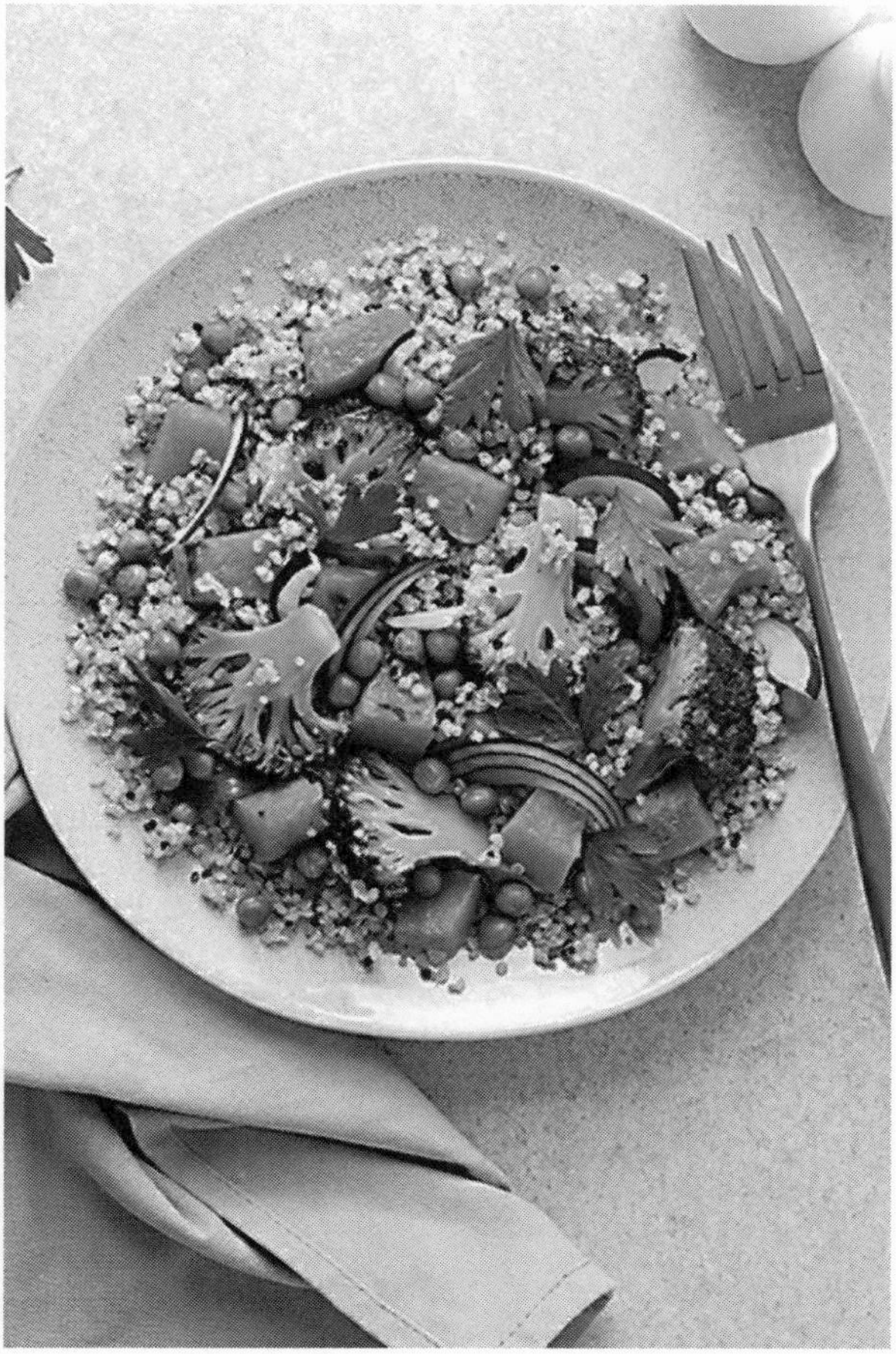

ビーガン食の初心者にとって、本章は楽にその生活を始める手引きとなるでしょう。ここには健康で充実感のあるシンプルな料理と一週間分の献立をまとめました。

✿代表的なビーガン料理✿

ビーガン料理には非常にさまざまなものがあるので、ここにそのすべてを挙げることはできません。しかし以下のサンプルメニューは健康的な脂肪、繊維に富む炭水化物、充分なタンパク質のバランスがとれた、優秀な代表的ビーガン料理です。これらのメニューを試し、さらに家庭の定番料理をビーガン化することで、自分によく合う食生活を組み立てましょう。

ここでは参考までに一定の分量を記しました。この分量はそれなりに運動する中年女性の私に合っていますが、栄養の必要量に関わる要因はたくさんあります。体の大きさ、筋肉の量、そして年齢は三大要因です。私よりも若くて活動的な人ならより多めの量が必要になるでしょう。直感的食事法をお勧めします。すなわち、体が発するサインに気を配り、おなかがすいたときに食べるのです。まめな水分補給がバランスのとれた食事全般の大事な要素であることも覚えておきましょう。

代表的な朝食

以下は健康的な日々のビーガン食を支えるすぐれた朝食メニューです。

アップルシナモンそば粉パンケーキ　アップルシナモンのパンケーキ二枚に四分の一カップの温かいアップルソースと大さじ二杯の砕いたくるみをトッピング。

アボカド・トースト　全粒粉パンのスライス一枚とアボカド二分の一個に、ヨウ素添加された塩とニュートリショナルイーストもしくは赤パプリカ粉末をまぶす。

ベリー・スムージー　熟したバナナ半本、ブルーベリー一カップ、栄養強化された豆乳一カップ、ヘンプシード大さじ一杯、ピーナッツバター小さじ二杯をブレンド。

朝食ブリトー　小麦粉のトルティーヤ一枚に焼きじゃがいも四分の一カップ、黒インゲン豆または乱切りにしたビーガン・ソーセージ四分の一カップ、豆腐スクランブル四分の一カップを盛りつけ、ほうれん草とサルサを添える。

朝食タコス　とうもろこしのトルティーヤ二枚に豆腐スクランブル四分の一カップ、アボカド四分の一個、インゲン豆、チリ、乱切りビーガン・ソーセージ、あるいはきのこソテー四分の一カップを盛り、カシューナッツかひまわりの種のクリームを添える。

チョコレート・ピーナッツバター・スムージー　熟したバナナ半本、栄養強化された豆乳一カップ、砂糖無添加のココアパウダー小さじ一杯、ピーナッツバター大さじ一杯をブレンド。

オートミール　ロールドオーツ二分の一カップ、栄養強化された豆乳一カップ、チアシード小さじ一杯に、カットしたりんご半個、シナモンパウダー、レーズンを散らし、アーモンドバター小さじ二杯を混ぜる。

オーバーナイト・オーツ　ロールドオーツ二分の一カップ、栄養強化された豆乳二分の一カップ、メープルシロップ小さじ一杯、チアシード小さじ一杯を混ぜ合わせ、一晩のあいだ冷蔵庫で漬けこむ。その後、ベリー、ピーナッツバター小さじ二杯、砂糖無添加のココナッツパウダーをふりかける。

カボチャのワッフル　カボチャのワッフル二つにメープルシロップ大さじ一杯、砕いたピーカンナッツ大さじ二杯をまぶす。

豆腐スクランブルとベーグル　豆腐三オンス（八五グラム）にターメリック、ブラックソルト（カーラナマック）、乾燥オレガノ、乾燥パセリ、ニュートリショナルイーストをそれぞれ一つまみずつ混ぜてスクランブルにする。全粒粉ベーグル半個、サルサ小さじ二杯とセットに。

トロピカル・グリーン・スムージー　熟したバナナ半本、冷凍カットマンゴー一カップ、生ほうれん草二カップ、栄養強化された豆乳一カップ、タヒニ小さじ二杯をブレンド。

代表的な昼食と夕食

以下の代表的な昼食と夕食は満腹感と充実感が持続します。

キャベツスープとテンペ入りベーグル　ベーグル半個に焼きテンペ、フムス、アボカド四分の一個、ルッコラ、トマトを乗せ、スープとセットに。

チリとサンドイッチ　トマトとアボカドのスライスを全粒粉パンのスライス二枚にはさみ、五種類豆のチリ一カップとセットに。

カレー　ひよこ豆、ほうれん草、ココナッツのカレーを玄米のグリーンピースご飯四分の三カップとセットに。

ケール・シーザーサラダ　オーブンで焼いたひよこ豆のクルトンとビーガン・シーザードレッシングを加える。

大玉ベイクドポテト　オーブンで焼いたブロッコリー、ひよこ豆サラダ二分の一カップを乗せ、バルサミコ酢ドレッシングをかけたほうれん草とトマトのサラダを添えてセットに。

レンズ豆ボロネーゼ　ブロック状の野菜を混ぜたレンズ豆ボロネーゼ一カップ半とサラダをセットに。

パワー・ボウル　キヌア二分の一カップ、焼き豆腐二分の一カップ、フムス小さじ二杯、焼き野菜を盛り、タヒニ・レモン・ドレッシング（175ページ）をまぶす。

焼き野菜とフムスのブリトー　二つ食べればしっかりした食事に。

炒め物　豆腐、野菜、玄米でつくった炒め物一カップ半。

タコス　黒インゲン豆のタコス二つとワカモレ四分の一カップ、サルサ四分の一カップ。

豆腐パッタイ　多くの生野菜ともやしでつくる豆腐パッタイ一カップ半。

豆腐キッシュ　チャナ（ひよこ豆）、小麦粉、豆腐チーズ、多くの野菜でつくった生地なしキッシュ一スライスと、ロースト・バターナッツカボチャのスープ一カップをセットに。

ベジバーガー　生野菜とフムスをセットに。

代表的なおやつ

食事と食事のあいだを持たせるには以下のようなビーガンのおやつを食べてみましょう。

りんご　ピーナッツバターまたはアーモンドバター小さじ二杯とともに。

チア・プディング　117ページを参照のこと。

チップスとワカモレ　トルティーヤチップス一〇〜一五枚をサルサ四分の一カップ、ワカモレ四分の一カップとともに。

カット野菜　人参やセロリをフムス三分の一カップとともに。

フルーツ・スムージー　豆乳でつくる（いくつかのアイデアについては「代表的な朝食」を参照のこと）。

ミューズリーとヨーグルト　ミューズリー三分の一カップとビーガン・ヨーグルト二分の一カップ。

ライスケーキ　アボカド四分の一カップを乗せて二個食べる。

トースト　全粒粉パン一スライスにピーナッツバターとチアシードのジャムを乗せる。

トレイルミックス　ダークチョコレートのチップス、カボチャの種、レーズン、砂糖無添加のココナッツフレークを混ぜる。

ビーガンのエナジーボールまたはプロテインボール　二個。

代表的なデザート

甘いものに飢えたら以下のビーガン・デザートを当たってみましょう。

アーモンド・デーツ・バー　一本。

バナナ・ナイスクリーム　二分の一カップ。(訳注1)

訳注1　ナイスクリームは冷凍した果物と植物性ミルクをブレンドしたスイーツ。

バナナ・スプリット　熟したバナナ一本にビーガン・アイスクリーム、ココナッツ・ホイップ、砕いたナッツを乗せる。

ダークチョコレート　四分の一カップ。

冷凍スムージーポップ　一本。

ピーナッツバター・クッキー　二つ。

さつまいもか黒インゲン豆のブラウニー　一つ。

ビーガン・チーズケーキ　一スライス。

ビーガン・アイスクリーム　二分の一カップ。

ビーガン・カボチャパイ　一スライス。

代表的なドレッシングとソース

サラダやボウル料理は以下のおいしいディップ、ドレッシング、ソースで飾りましょう。

ディップ　カシューナッツ、枝豆、フムス、白インゲン豆のディップ。

ドレッシング

▼メープル・マスタード・ドレッシング　植物油四分の三カップ、ディジョンマスタード二分の一カップ、メープルシロップ二分の一カップ、赤ワインビネガー二分の一カップをかき混ぜてブレンド。

▼タヒニ・レモン・ドレッシング　タヒニ、搾りたてレモンジュース、水を２：１：１の割合で混ぜ、みじん切りにしたにんにく二かけとブレンドして味付けに塩を加える。グリーンサラダ、ピタパン、パワー・ボウルとよく合う。

▼バルサミコ・ビネグレット　オリーブ油四分の三カップ、バルサミコ酢四分の一カップ、ヨウ素添加された塩小さじ二分の一杯、および味付けに挽きたてのブラックペッパーをかき混ぜてブレンド。

パスタソース　カシューナッツまたはひまわりの種のチーズ・ソースやアルフレード。チーズの代わりにニュートリショナルイーストでつくったビーガン・ペスト、挽き肉の代わりにレンズ豆ときのこと砕いたくるみを用いたトマトソース。

ビーガン・チーズソース　なべを中火にかけ、皮をむいて乱切りにしたじゃがいも、またはさつまいも一つ、皮をむいて乱切りにした人参一本、みじんぎりにしたにんにく一かけ、あらく切った玉ネギ一個、生ひまわりの種四分の一カップ、野菜の煮出し汁三カップを混ぜる。約一五分煮て、野菜が柔らかくなり、汁が煮詰まるのを待つ。さらさらになるまで全体をよくブレンドする。ニュートリショナルイースト二分の一カップ、アップルシダー・ビネガー小さじ二分の一杯、マスタード小さじ四分の一杯、ターメリック一つまみ、味噌小さじ一杯（オプション）を加える。高速でブレンドする。味付けに塩を加える。バリエーションとして、タコスの素《もと》を加え、ナチョ・チーズソースをつくることもできる。

✿完全なビーガン栄養食の献立サンプル✿

以下、七日間分の献立サンプルをつくってみました。いずれも本書で解説した栄養必要量を満たしています。これからビーガン食に切り替えようとしている人は、このメニューで最初の一週間を過ごしてみると、献立づくりに労力をついやすことなく、バランスのとれたビーガン食がどんなものかを体験できるでしょう。覚えておいてほしいのは、ここに示す分量が参考用のものだということ、そして推奨量はあっても果物と野菜に食べすぎはないということです。活動量、年齢、体の大きさ、その他の要因により、食べる量はもっと多いほうがよいことも、少ないほうがよいこともあるでしょう。

１日目

朝食	オートミール１カップ （オーツ1/2カップ、栄養強化された豆乳1カップ、チアシード小さじ1、カットりんご1/2、シナモンパウダー、レーズン、アーモンドバター小さじ2）	カロリー	415
		脂質	15.5g
		ナトリウム	115.9mg
		炭水化物	56.9g
		食物繊維	13.8g
		糖分	17.3g
		タンパク質	17.5g
昼食	アボカドとトマトのサンドイッチ（全粒粉パンのスライス２枚） 五種類豆のチリ１カップ	カロリー	449
		脂質	14g
		ナトリウム	802mg
		炭水化物	65.5g
		食物繊維	18.2g
		糖分	10.9g
		タンパク質	19.5g
おやつ	りんごとピーナッツバター小さじ２	カロリー	283
		脂質	16.2g
		ナトリウム	3.7mg
		炭水化物	31.9g
		食物繊維	7.1g
		糖分	20.5g
		タンパク質	8.3g
夕食	焼きブロッコリーを乗せたベークドポテト大玉１個 ひよこ豆サラダ1/2カップ ほうれん草とトマトのサイドサラダ、バルサミコ・ビネグレットを添えて	カロリー	603
		脂質	21.2g
		ナトリウム	705mg
		炭水化物	94.7g
		食物繊維	14.5g
		糖分	16.6g
		タンパク質	16.8g

１日合計　カロリー1750、脂質66.9g、ナトリウム1626.6mg、炭水化物249g、食物繊維53.6g、糖分65.3g、タンパク質62.1g

２日目

朝食	チョコレート・ピーナッツバター・スムージー (刻んだケール2カップ、栄養強化された豆乳1カップ、熟したバナナ1/2、砂糖無添加のココアパウダー小さじ1、ピーナッツバター大さじ1)	カロリー	253
		脂質	11g
		ナトリウム	126mg
		炭水化物	28g
		食物繊維	5g
		糖分	12g
		タンパク質	13g
昼食	野菜の炒め物 (豆腐85g、ミックスベジタブル1カップ半、玄米3/4)	カロリー	398
		脂質	15g
		ナトリウム	986mg
		炭水化物	53g
		食物繊維	7g
		糖分	4g
		タンパク質	14g
おやつ	人参スティック1/2カップ、セロリスティック1/2カップ、フムス1/3カップ	カロリー	219
		脂質	13g
		ナトリウム	427mg
		炭水化物	18g
		食物繊維	8g
		糖分	7g
		タンパク質	6g
夕食	パワー・ボウル (キヌア1/2カップ、焼き豆腐85g、フムス小さじ2、焼き野菜、タヒニ・レモンドレッシング)	カロリー	526
		脂質	23g
		ナトリウム	247mg
		炭水化物	54g
		食物繊維	36g
		糖分	1g
		タンパク質	19g

1日合計　カロリー1396、脂質62g、ナトリウム1786mg、炭水化物163g、食物繊維56g、糖分24g、タンパク質52g

3日目

朝食	アップルシナモン・パンケーキ (温かいアップルソース1/4カップ、砕いたくるみ大さじ2を乗せる)	カロリー	168
		脂質	5g
		ナトリウム	340mg
		炭水化物	27g
		食物繊維	5g
		糖分	8g
		タンパク質	3g
昼食	ベジバーガー (全粒粉のバンズ、レタス、トマト、ピクルス) 乱切りにした赤パプリカときゅうり、枝豆ディップを添えて	カロリー	516
		脂質	24g
		ナトリウム	1474mg
		炭水化物	55g
		食物繊維	11g
		糖分	11g
		タンパク質	26g
おやつ	トルティーヤチップス10枚、サルサ1/4カップとワカモレ1/4カップを添えて	カロリー	280
		脂質	17g
		ナトリウム	375mg
		炭水化物	26g
		食物繊維	4g
		糖分	2g
		タンパク質	5g
夕食	ケール・シーザーサラダ、焼いたひよこ豆1/2カップ、ビーガン・シーザードレッシング1/4とともに	カロリー	610
		脂質	35g
		ナトリウム	818mg
		炭水化物	58g
		食物繊維	14g
		糖分	6g
		タンパク質	20g

1日合計　カロリー1574、脂質81g、ナトリウム3007mg、炭水化物166g、食物繊維34g、糖分27g、タンパク質54g

４日目

朝食	トロピカル・グリーン・スムージー（生ほうれん草2カップ、冷凍カットマンゴー１カップ、栄養強化された豆乳１カップ、熟したバナナ1/2、タヒニ小さじ2）	カロリー	290
		脂質	10g
		ナトリウム	118mg
		炭水化物	43g
		食物繊維	7g
		糖分	27g
		タンパク質	13g
昼食	レンズ豆ボロネーゼ１カップ半（ブロック状の野菜を入れる）、サラダを添えて	カロリー	394
		脂質	16g
		ナトリウム	1346mg
		炭水化物	52g
		食物繊維	12g
		糖分	14g
		タンパク質	14g
おやつ	チア・プディング1/2カップ	カロリー	143
		脂質	9g
		ナトリウム	0mg
		炭水化物	2g
		食物繊維	11g
		糖分	0g
		タンパク質	5g
夕食	多くの生野菜ともやしを入れた豆腐パッタイ１カップ	カロリー	600
		脂質	7g
		ナトリウム	840mg
		炭水化物	114g
		食物繊維	3g
		糖分	23g
		タンパク質	18g

１日合計　カロリー1427、脂質42g、ナトリウム2304mg、炭水化物211g、食物繊維33g、糖分64g、タンパク質50g

5日目

朝食	豆腐スクランブル （豆腐85g、ターメリック1つまみ、ブラックソルト1つまみ、乾燥オレガノ1つまみ、乾燥パセリ1つまみ、ニュートリショナルイースト1つまみ） 全粒粉ベーグル1/2、サルサ小さじ2とセットで	カロリー	313
		脂質	9g
		ナトリウム	375mg
		炭水化物	31g
		食物繊維	8g
		糖分	4g
		タンパク質	31g
昼食	ひよこ豆、ほうれん草、ココナッツのカレー1カップ、玄米のグリーンピースご飯3/4カップとともに	カロリー	426
		脂質	10g
		ナトリウム	819mg
		炭水化物	69g
		食物繊維	22g
		糖分	5g
		タンパク質	15g
おやつ	ビーガン・エナジーボール2個	カロリー	210
		脂質	8g
		ナトリウム	0mg
		炭水化物	21g
		食物繊維	3g
		糖分	12g
		タンパク質	12g
夕食	黒インゲン豆のタコス2個 ワカモレ1/4カップ、サルサ1/4カップとともに	カロリー	491
		脂質	12g
		ナトリウム	946mg
		炭水化物	77g
		食物繊維	19g
		糖分	2g
		タンパク質	21g

1日合計　カロリー1440、脂質39g、ナトリウム2140mg、炭水化物198g、食物繊維53g、糖分23g、タンパク質79g

６日目

朝食	カボチャのワッフル２個 (メープルシロップ大さじ1、砕いたピーカンナッツ大さじ２をまぶす)	カロリー	447
		脂質	22g
		ナトリウム	411mg
		炭水化物	53g
		食物繊維	7g
		糖分	23g
		タンパク質	10g
昼食	ベーグル 1/2 個 (焼きテンペ１オンス半、フムス、アボカド 1/4、ルッコラ、トマトとともに) サワー・キャベツ温スープ１カップ	カロリー	506
		脂質	15g
		ナトリウム	3625mg
		炭水化物	71g
		食物繊維	17g
		糖分	8g
		タンパク質	24g
おやつ	エアポップ（ノンオイル）のポップコーン３カップ	カロリー	48
		脂質	1g
		ナトリウム	0mg
		炭水化物	12g
		食物繊維	2g
		糖分	0g
		タンパク質	2g
夕食	マッシュルームとエンドウ豆のビーガン・リゾット１カップ	カロリー	472
		脂質	11g
		ナトリウム	1895mg
		炭水化物	75g
		食物繊維	7g
		糖分	6g
		タンパク質	17g

１日合計　カロリー 1473、脂質 49g、ナトリウム 5931mg、炭水化物 211g、食物繊維 30g、糖分 37g、タンパク質 53g

７日目

朝食	オーバーナイト・オーツ	カロリー	489
		脂質	20g
		ナトリウム	64mg
		炭水化物	71g
		食物繊維	14g
		糖分	24g
		タンパク質	13g
昼食	焼き野菜とフムスのブリトー	カロリー	490
		脂質	15g
		ナトリウム	1050mg
		炭水化物	76g
		食物繊維	9g
		糖分	8g
		タンパク質	15g
おやつ	バナナ・ナイスクリーム 1/2 カップ	カロリー	105
		脂質	0g
		ナトリウム	1mg
		炭水化物	27g
		食物繊維	3g
		糖分	14g
		タンパク質	1g
夕食	生地なしキッシュ１スライス（ひよこ豆の粉、豆腐チーズ、多くの野菜でつくる） ロースト・バターナッツカボチャのスープ１カップ	カロリー	643
		脂質	28g
		ナトリウム	789mg
		炭水化物	67g
		食物繊維	11g
		糖分	8g
		タンパク質	22g

１日合計　カロリー 1727、脂質 63g、ナトリウム 1904mg、炭水化物 241g、食物繊維 37g、糖分 54g、タンパク質 51g

ントは、イギリス視点から健康的なビーガン食のレシピを考えます。

Dr. Matthew Nagra
Instagram.com/dr.matthewnagra

自然療法医のナグラ博士は、手堅いデータを用い、万人に必要な情報を伝える才能に秀でています。カナダのバンクーバーで仕事を行ないつつ、そのデータに関する知見を分かりやすく紹介しています。

Dr. Yami
Instagram.com/thedoctoryami

ヤミ・カゾーラ＝ランカスター博士は植物ベースの小児科医で、人々を元気づけるスタイルと秀逸な助言を売りとします。ワシントン州で仕事をしながら、ソーシャルメディアとポッドキャストを通してビーガン界隈に知識を提供しています。

Lauren, Tasting to Thrive RD
Instagram.com/tastingtothriverd

ローレンはおいしい料理のレシピと栄養状態を改善するための簡単な助言を提供します。温かくて人を惹きつけるスタイルなので、アカウントをフォローしているだけで植物ベース食の栄養学を無理なく学べるでしょう。

Lauren Toyota, Hot for Food
Instagram.com/hotforfood

ローレンは2014年以来、植物ベース食の運動に献身してきた専業ブロガーかつユーチューバーです。レシピ本*Hot for Food: Vegan Comfort Classics* (Ten Speed Press, 2018) と*Hot for Food: All Day* (Ten Speed Press, 2021) もチェックしましょう。

Lisa, the Viet Vegan
Instagram.com/thevietvegan

素敵なビーガン・レシピが学べる堅実で友好的なスタイルのアカウントです。お気に入りのベトナム料理をビーガン化する方法について学び、リサのおいしい豆腐エッグサラダのレシピを手に入れましょう！

Plant-Proof
Instagram.com/plant_proof

このインスタグラム・アカウント、ポッドキャスト、書籍をチェックして、秀逸な植物ベースの栄養学情報を得ましょう。オーストラリアを拠点とするこのアカウントは、同国ならびに世界中の人々にとって、健康的なビーガン情報の宝庫です。

ストーン著／神崎朗子訳『食事のせいで、死なないために 病気別編／食材別編』NHK出版、2017年）
この包括的な本は北米人にとって特に一般的な病気のすべてを取り上げ、簡素な食事と生活習慣でそれを防ぐための方法を論じます。

How Not to Diet by Dr. Michael Greger (Flatiron Books, 2019)
この本で著者マイケル・グレガーは健康的な体重を手に入れ維持するための科学を扱います。

Why We Love Dogs, Eat Pigs, and Wear Cows: An Introduction to Carnism by Dr. Melanie Joy (Red Wheel, 2020)
（メラニー・ジョイ著／玉木麻子訳『私たちはなぜ犬を愛し、豚を食べ、牛を身にまとうのか―カーニズムとはなにか』青土社、2022年）
動物に関するさまざまな社会の規範に挑む秀逸な著作です。

【ウェブサイト】

Forks Over Knives
forksoverknives.com
このサイトはツール、レシピ、ガイド、および心に訴える物語が満載です。

Mercy for Animals
mercyforanimals.org
畜産業で動物たちが置かれた状況についてもっと知りたいでしょうか。このサイトはそんな情報と、動物たちを擁護する方法を紹介します。

Our Hen House
ourhenhouse.org
このすぐれたポッドキャストは2017年以来、毎週のエピソードを通して動物たちにとっての世界を変えてきました。

Physicians Committee for Responsible Medicine
pcrm.org
植物ベース食の土台となる科学を知りたいでしょうか。このサイトは包括的な情報源です。

Vegan Challenge 22
challenge22.com
ビーガンに挑戦しましょう。食事計画や公認栄養士のサポートといった助け舟をもらいながらビーガンをめざします。登録無料。

【インスタグラム・アカウント】

Catherine, the Plant-Based RD
Instagram.com/plantbasedrd
キャサリンはオートミール・ボウルの女王です！　彼女の投稿からはおいしい植物ベースの料理をたくさん見つけられます。キャサリンは公認栄養士なので、その助言はつねに科学にもとづいています。加えて、料理は健康的で見ばえもよく、簡単につくれます。

Deliciously Ella
Instagram.com/deliciouslyella
楽しくて健康的なビーガンのレシピと生活スタイルの情報源です。このエラ・ウッドワードによるアカウ認知症のリスク抑制は健康のためにできる最も重要なことの一つです。本書は植物ベースの栄養学に主眼を置きつつ、実践的な対策を紹介します。

The China Study: The Most Comprehensive Study of Nutrition Ever Conducted and the Startling Implications for Diet, Weight Loss, and Long-Term Health by Dr. T. Colin Campbell and Dr. Thomas M. Campbell II (BenBella Books, 2016)

（T・コリン・キャンベル, トーマス・M・キャンベル著／松田麻美子訳『チャイナ・スタディー：葬られた「第二のマクガバン報告」』グスコー出版、2016年）

この研究は栄養学界に大きな衝撃をもたらしました。研究を解説した魅力的で明快な本書を読めば、もっと植物を食べようという気になるとともに、それが重要である理由も分かるでしょう。

Dr. Neal Barnard's Program for Reversing Diabetes: The Scientifically Proven System for Reversing Diabetes without Drugs by Dr. Neal Barnard (Rodale Books, 2018)

自分もしくは愛する人が糖尿病なら、このプログラムは健康的な食べもので血糖をコントロールし、悪化のリスクを自然と減らす役に立つでしょう。

Eating Animals by Jonathan Safran Foer (Back Bay Books, 2010)

（ジョナサン・サフラン・フォア著／黒川由美訳『イーティング・アニマル――アメリカ工場式畜産の難題』東洋書林、2011年）

動物性食品が私たちの皿に乗るまでのプロセスを描いた力強い誠実な解説書です。

Even Vegans Die: A Practical Guide to Caregiving, Acceptance, and Protecting Your Legacy of Compassion by Carol J. Adams, Patti Breitman, and Virginia Messina (Lantern Books, 2017)

この美しい本は人生の最期にそなえる慈悲深いアプローチを説くと同時に、植物ベースの食事は健康上の利点があるにせよ、健康を約束できる食事法は存在しないことを確かめます。

Fiber Fueled: The Plant-Based Gut Health Program for Losing Weight, Restoring Your Health,and Optimizing Your Microbiome by Dr. Will Bulsiewicz (Avery, 2020)

本書は食物繊維の魅力を伝えます。簡単なことではありませんが、著者はこの見落とされがちでありながら実は最も重要な健康の秘訣に数えられる栄養素に光を当てます。この本の計画にしたがえば読者の健康は見違えるように向上するでしょう。

How Not to Die by Dr. Michael Greger with Gene Stone (Flatiron Books, 2015)

（マイケル・グレガー、ジーン・

さらに学びたい人のために

【レシピ本】

Forks Over Knives—The Cookbook by Del Sroufe with Isa Chandra Moskowitz (The Experiment, 2012)
同名のドキュメンタリー映画の製作者らが発表したこのレシピ本は、ホールフードの植物ベース食レシピをまとめたバイブルです。油脂を使わないホールフードの植物ベース料理をつくりたい人にとって、本書はすばらしい情報源です。

Fuss-Free Vegan: 101 Everyday Comfort Food Favorites, Veganized by Sam Turnbull (Appetite by Random House, 2017)
本書のレシピはいつでも役に立ちます！著者のサムはおいしい料理を熟知しているので、ビーガンになる前の定番料理を恋しがっている人にとって本書はうってつけです。

Oh She Glows Every Day by Angela Liddon (Avery, 2016)
アンジェラのレシピは健康的でおいしく見ばえもします。この料理集は普段つくれる程度にシンプルでありながら、ここ一番というときにぴったりな特別感もある点で、私のお気に入りです。

Vegan Richa's Indian Kitchen by Richa Hingle (Vegan Heritage Press, 2015)
インド料理はもともと植物ベースのものが多いのでビーガンにとって重宝します。レンズ豆やインゲン豆の使い方はどれも気に入るでしょうし、スパイスは料理の風味を引き立てます。著者のリチャは一つ一つの料理と技法を丁寧に解説するので、インド料理の初心者でも立派なものがつくれるでしょう。

Vegetable Kingdom: The Abundant World of Vegan Recipes by Bryant Terry (Ten Speed Press, 2020)
この美麗なレシピ本はホールフードに主軸を置きつつ、ビーガン料理のイロハを解説します。

【ビーガンの役に立つ本】

The Alzheimer's Solution: A Breakthrough Program to Prevent and Reverse the Symptoms of Cognitive Decline at Every Age by Dr. Dean Sherzai and Dr. Ayesha Sherzai (HarperOne,2019)

(2014). DOI:10.1186/1476-511x-13-154.
Whittaker, Joseph, and Kexin Wu. "Low-Fat Diets and Testosterone in Men: Systematic Review and Meta-Analysis of Intervention Studies." *Journal of Steroid Biochemistry and Molecular Biology* 210 (2021): 105878. DOI:10.1016/j.jsbmb.2021.105878.

【第七章】

Institute of Medicine. *Dietary Reference Intakes: The Essential Guide to Nutrient Requirements*. Washington, DC: the National Academies Press, 2006. DOI.org/10.17226/11537.

【第八章】

Centers for Disease Control and Prevention. "Folic Acid." Last reviewed April 19, 2021. CDC.gov/ncbddd/folicacid/about.html.
Health Canada. "Do Canadian Children Meet Their Nutrient Requirements Through Food Intake Alone?" Government of Canada. 2012. Canada.ca/en/health-canada/services/foodnutrition/food-nutrition-surveillance/health-nutrition-surveys/canadian-community-healthsurvey-cchs/canadian-children-meet-their-nutrient-requirements-through-food-intakealone-health-canada-2012.html.
Patel, Kushang V. "Epidemiology of Anemia in Older Adults." *Seminars in Hematology* 45, no. 4 (2008): 210–17. DOI:10.1053/j.seminhematol.2008.06.006.
Pfisterer, Kaylen J., Mike T. Sharratt, George G. Heckman, and Heather H. Keller. "Vitamin B12
Status in Older Adults Living in Ontario Long-Term Care Homes: Prevalence and Incidence of Deficiency with Supplementation as a Protective Factor." *Applied Physiology, Nutrition, and Metabolism* 41, no. 2 (2016): 219–22. DOI:10.1139/apnm-2015-0565.

【第九章】

Melina, Vesanto, Winston Craig, and Susan Levin. "Position of the Academy of Nutrition and Dietetics: Vegetarian Diets." *Journal of the Academy of Nutrition and Dietetics* 116, no. 12 (2016): 1970–80. DOI:10.1016/j.jand.2016.09.025.

World Health Organization. "WHO Calls on Countries to Reduce Sugars Intake Among Adults and Children." March 4, 2015. WHO.int/news/item/04-03-2015-who-calls-on-countries-toreduce-sugars-intake-among-adults-and-children.

【第六章】

Danwatch. "How Much Water Does It Take to Grow an Avocado?" Accessed May 30. 2021.
Old.Danwatch.dk/en/undersogelseskapitel/how-much-water-does-it-take-to-grow-an avocado.

Guasch-Ferré, Marta, Gang Liu, Yanping Li, Laura Sampson, JoAnn E. Manson, Jordi Salas-Salvadó, Miguel A. Martínez-González, et al. "Olive Oil Consumption and Cardiovascular Risk in US Adults." *Journal of the American College of Cardiology* 75, no. 15 (2020): 1729–39. DOI:10.1016/j.jacc.2020.02.036.

Gunton, Jenny E., and Christian M. Girgis. "Vitamin D and Muscle." *Bone Reports* 8 (2018): 163–67. DOI:10.1016/j.bonr.2018.04.004.

Mozaffarian, Dariush, Renata Micha, and Sarah Wallace. 2021. "Effects on Coronary Heart Disease of Increasing Polyunsaturated Fat in Place of Saturated Fat: A Systematic Review and Meta-Analysis of Randomized Controlled Trials." *PLOS Medicine* 7 (March 2010): 1–10. DOI:10.1371/journal.pmed.1000252.

Neelakantan, Nithya, Jowy Yi Hoong Seah, and Rob M. van Dam. "The Effect of Coconut Oil Consumption on Cardiovascular Risk Factors." *Circulation* 141, no. 10 (2020): 803–14. DOI:10.1161/circulationaha.119.043052.

Pearce, Karma L., and Kelton Tremellen. "The Effect of Macronutrients on Reproductive Hormones in Overweight and Obese Men: A Pilot Study." *Nutrients* 11, no. 12 (2019): 3059. DOI:10.3390/nu11123059.

Ritchie, Hannah, and Max Roser. 2021. "Environmental Impacts of Food Production." *Our World in Data*. January 2020. OurWorldInData.org/environmental-impacts-of-food.

Sacks, Frank M., Alice H. Lichtenstein, Jason H. Y. Wu, Lawrence J. Appel, Mark A. Creager, Penny M. Kris-Etherton, Michael Miller, et al. "Dietary Fats and Cardiovascular Disease: A Presidential Advisory from the American Heart Association." *Circulation* 136 (June 15, 2017): e1–23. DOI:10.1161/cir.0000000000000510.

Schwingshackl, Lukas, and Georg Hoffmann. 2014. "Monounsaturated Fatty Acids, Olive Oil, and Health Status: A Systematic Review and Meta-Analysis of Cohort Studies." *Lipids in Health and Disease* 13, no. 1

【第四章】

Lappé, Frances Moore. *Diet for a Small Planet.* New York: Ballantine Books, 1971.

Mariotti, François, and Christopher D. Gardner. "Dietary Protein and Amino Acids in Vegetarian Diets—A Review." *Nutrients* 11, no. 11 (2019): 2661. DOI:10.3390/nu11112661.

Schaafsma, Gertjan. "The Protein Digestibility–Corrected Amino Acid Score." *Journal of Nutrition* 130, no. 7 (2000): 1865S–67S. DOI:10.1093/jn/130.7.1865s.

Thomas, D. Travis, Kelly Anne Erdman, and Louise M. Burke. "Positi on of the Academy of Nutrition and Dietetics, Dietitians of Canada, and the American College of Sports Medicine: Nutrition and Athletic Performa nce." *Journal of the Academy of Nutrition and Dietetics* 116, no. 3 (2016): 501–28. DOI:10.1016/j.jand.2015.12.006.

【第五章】

Bilsborough, S. A., and T. C. Crowe. "Low-Carbohydrate Diets: What Are the Potential Short-and Long-Term Health Implications?" *Asia-Pacific Journal of Clinical Nutrition* 12, no. 4 (2003): 396–404. PMID: 14672862.

Harvard T. H. Chan School of Public Health. "Whole Grains." *Nutrition Source*. Accessed May 15, 2021. HSPH.Harvard.edu/nutritionsource/what-should-you-eat/whole-grains.

Holt, S. H., J. C. Miller, P. Petocz, and E. Farmakalidis. "A Satiety Ind ex of Common Foods." *European Journal of Clinical Nutrition* 49, no. 9 (September 1995): 675–90. PMID: 7498104.

Tarray, Rayees, Sheikh Saleem, Dil Afroze, Irfan Yousuf, Azhara Guln ar, Bashir Laway, and Sawan Verma. "Role of Insulin Resistance in Esse ntial Hypertension." *Cardiovascular Endocrinology* 3, no. 4 (2014): 129–33. DOI:10.1097/xce.0000000000000032.

USDA. *Dietary Guidelines for Americans 2020–2025*. December 2020.

DietaryGuidelines.gov/sites/default/files/2020
12/Dietary_Guidelines_for_Americans_2020-2025.pdf.

Weickert, Martin O., and Andreas F. H. Pfeiffer. "Impact of Dietary Fib er Consumption on Insulin Resistance and the Prevention of Type 2 Diab etes." *Journal of Nutrition* 148, no. 1 (2018): 7–12. DOI:10.1093/jn/nxx008.

Greger, Michael. "Dr. Greger's Daily Dozen." *NutritionFacts.org*. Accessed May 15, 2021. NutritionFacts.org/app/uploads/2018/03/metric.png.

Harvard T. H. Chan School of Public Health. "Straight Talk About Soy." *The Nutrition Source*. Accessed May 15, 2021. HSPH.Harvard.edu/nutritionsource/soy.

Jacques, Paul F., Asya Lyass, Joseph M. Massaro, Ramachandran S. Vasan, and Ralph B. D'Agostino Sr. "Relationship of Lycopene Intake and Consumption of Tomato Products to Incident CVD." *British Journal of Nutrition* 110, no. 3 (2013): 545–51. DOI:10.1017/s0007114512005417.

Klemm, Sarah. "What Are Chia Seeds." *Eat Right*. Academy of Nutriti on and Dietetics. Reviewed December 2020. EatRight.org/food/vitamins-and-supplements/nutrient-richfoods/what-are-chia-seeds.

Kruse-Peeples, Melissa. "How to Grow a Three Sisters Garden." *Native Seeds Search*. May 27, 2016. NativeSeeds.org/blogs/blog-news/how-to-grow-a-three-sisters-garden.

Lock, Karen, Joceline Pomerleau, Louise Causer, Dan R. Altmann, and Martin McKee. "The Global Burden of Disease Attributable to Low Cons umption of Fruit and Vegetables: Implications for the Global Strategy on Diet." *Bulletin of the World Health Organization* 83, no. 2 (February 2005): 81–160. WHO.int/bulletin/volumes/83/2/lock0205abstract/en.

National Institutes of Health, Office of Dietary Supplements. "Ome ga-3 Fatty Acids." US Department of Health and Human Services. Updat ed March 26, 2021. ODS.OD.NIH.gov/factsheets/Omega3FattyAcids-HealthProfessional.

National Peanut Board. "Peanut Per Capita Consumption Breaks New Record." September 8, 2020. NationalPeanutBoard.org/news/peanut-per-capita-consumption-breaks-newrecord.htm.

PMA. "Top 20 Fruits and Vegetables Sold in the US." *The Packer*. Acces sed May 15, 2021. PMA.com/content/articles/top-20-fruits-and-vegetables-sold-in-the-us.

Wu, Hongyu, Alan J. Flint, Qibin Qi, Rob M. van Dam, Laura A. Samp son, Eric B. Rimm, Michelle D. Holmes, et al. "Association between Dieta ry Whole Grain Intake and Risk of Mortality." *JAMA Internal Medicine* 175, no. 3 (2015): 373. DOI:10.1001/jamainternmed.2014.6283.

Wu, Xin, Jing Shi, Wan-xia Fang, Xiao-yu Guo, Ling-yun Zhang, Yun-peng Liu, and Zhi Li. "Allium Vegetables Are Associated with Reduced Risk of Colorectal Cancer: A Hospital-Based Matched Case-Control Stu dy in China." *Asia-Pacific Journal of Clinical Oncology* 15, no. 5 (Februa ry 2019). DOI:10.1111/ajco.13133.

and Gary E. Fraser. "Vegetarian Diets and Blood Pressure Among White Subjects: Results from the Adventist Health Study-2 (AHS-2)." *Public Health Nutrition* 15, no. 10 (2012): 1909–16. DOI:10.1017/s1368980011003454.

Poirier, Abbey E., Yibing Ruan, Karena D. Volesky, Will D. King, Dylan E. O'Sullivan, Priyanka Gogna, Stephen D. Walter, et al. "The Current and Future Burden of Cancer Attributable to Modifiable Risk Factors in Canada: Summary of Results." *Preventive Medicine* 122 (2019): 140–47. DOI:10.1016/j.ypmed.2019.04.007.

Sarikaya, Hakan, Jose Ferro, and Marcel Arnold. "Stroke Prevention—Medical and Lifestyle Measures." *European Neurology* 73, nos. 3–4 (2015): 150–57. DOI:10.1159/000367652.

Viguiliouk, E., S. E. Stewart, V. H. Jayalath, A. P. Ng, A. Mirrahimi, R. J. de Souza, A. J. Hanley, et al. "Effect of Replacing Animal Protein with Plant Protein on Glycemic Control in Diabetes: A Systematic Review and Meta-Analysis of Randomized Controlled Trials." *Nutrients* 7, no. 12 (2015): 9804–24. DOI.org/10.3390/nu7125509.

Wharton, Sean, David C. W. Lau, Michael Vallis, Arya M. Sharma, Laurent Biertho, Denise Campbell-Scherer, Kristi Adamo, et al. "Obesity in Adults: A Clinical Practice Guideline." *Canadian Medical Association Journal* 192, no. 31 (2020): E875–91. DOI:10.1503/cmaj.191707.

【第三章】

Brown, M. J. "Carotenoid Bioavailability Is Higher from Salads Ingested with Full-Fat Than with Fat-Reduced Salad Dressings as Measured with Electrochemical Detection." *American Journal of Clinical Nutrition* 80, no. 2 (August 2004): 396–403. DOI:10.1093/ajcn/80.2.396.

Butler, Stephanie. "Hoppin' John: A New Year's Tradition." *History*. Updated December 22, 2020. History.com/news/hoppin-john-a-new-years-tradition.

Cleveland Clinic. "6 Surprising Ways Garlic Boosts Your Health." *Health Essentials*. December 7, 2020. Health.ClevelandClinic.org/6-surprising-ways-garlic-boosts-your-health.

Dawson-Hughes, B. "Dietary Fat Increases Vitamin D-3 Absorption." *Journal of the Academy of Nutrition and Dietetics* 115, no. 2 (February 2015): 225–30. DOI:10.1016/j.jand.2014.09.014.

Graff, Rebecca E., Andreas Pettersson, Rosina T. Lis, Thomas U. Ahearn, Sarah C. Markt, Kathryn M. Wilson, Jennifer R. Rider, et al. "Dietary Lycopene Intake and Risk of Prostate Cancer Defined by ERG Protein Expression." *American Journal of Clinical Nutrition* 103, no. 3 (2016): 851–60. DOI:10.3945/ajcn.115.118703.

Centers for Disease Control and Prevention. "Underlying Cause of Dea th, 1999–2019." *CDC Wonder*. Accessed May 15, 2021. *Wonder.CDC.gov*. Wonder.CDC.gov/ucd-icd10.html.

Esselstyn Jr., C. B., S. G. Ellis, S. V. Medendorp, and T. D. Crowe. "A Strategy to Arrest and Reverse Coronary Artery Disease: A 5-Year Longit udinal Study of a Single Physician's Practice." *Journal of Family Practice* 41, no. 6 (1995): 560–68.

Fraser, Gary, Sozina Katuli, Ramtin Anousheh, Synnove Knutsen, Patti Herring, and Jing Fan. "Vegetarian Diets and Cardiovascular Risk Factors in Black Members of the Adventist Health Study-2." *Public Health Nutriti on* 18, no. 3 (2014): 537–45. DOI:10.1017/s1368980014000263.

Ghiasi, Shirin Sadat, Majid Jalalyazdi, Javad Ramezani, Azadeh Izadi-Moud, Fereshteh Madani-Sani, and Shokufeh Shahlaei. "Effect of Hibisc us Sabdariffa on Blood Pressure in Patients with Stage 1 Hypertension." *Journal of Advanced Pharmaceutical Technology & Research* 10, no. 3 (2019): 107. DOI:10.4103/japtr.japtr_402_18.

Hales, C. M., M. D. Carroll, C. D. Fryar, and C. L. Ogden. "Prevalence of Obesity and Severe Obesity Among Adults: United States, 2017–2018." *NCHS Data Brief,* no. 360. National Center for Health Statistics. Review ed February 27, 2020. CDC.gov/nchs/products/databriefs/db360.htm#ref1.

Hass, Ulrike, Catrin Herpich, and Kristina Norman. "Anti-Inflammatory Diets and Fatigue." *Nutrients* 11, no. 10 (2019): 2315. DOI:10.3390/nu11102315.

McMacken, Michelle, and Sapana Shah. "A Plant-Based Diet for the Pr evention and Treatment of Type 2 Diabetes." *Journal of Geriatric Cardiol ogy* 14, no. 5 (May 2017): 342–54. DOI.org/10.11909/j.issn.1671-5411.2017.05.009.

Mokdad, A., E. Ford, B. Bowman, D. Nelson, M. Engelgau, F. Vinicor, and J. Marks. "Diabetes Trends in the US: 1990–1998." *Diabetes Care*, 23, no. 9 (2000): 1278–83.

Morris, Martha Clare, Christy C. Tangney, Yamin Wang, Frank M. Sac ks, David A. Bennett, and Neelum T. Aggarwal. "MIND Diet Associated with Reduced Incidence of Alzheimer's
Disease." *Alzheimer's & Dementia* 11, no. 9 (2015): 1007–14. DOI:10.1 016/j.jalz.2014.11.009.

Oh, Tae Jung, Jae Hoon Moon, Sung Hee Choi, Soo Lim, Kyong Soo Park, Nam H. Cho, and Hak Chul Jang. "Body-Weight Fluctuation and Incident Diabetes Mellitus, Cardiovascular Disease, and Mortality: A 16-Year Prospective Cohort Study." *Journal of Clinical Endocrinology & Metabolism* 104, no. 3 (2018): 639–46. DOI:10.1210/jc.2018-01239.

Pettersen, Betty J., Ramtin Anousheh, Jing Fan, Karen Jaceldo-Siegl,

参考文献

【第一章】

Centers for Disease Control and Prevention. "Leading Causes of Dea th." *FastStats*. Reviewed March 1, 2021. CDC.gov/nchs/fastats/leading-causes-of-death.htm.

WebMD. "Insulin Resistance." Reviewed July 1, 2019. WebMD.com/dia betes/insulinresistance-syndrome.

【第二章】

Alzheimer's Association. "2021 Alzheimer's Disease Facts and Figures." *Alzheimer's & Dementia* 17, no. 3 (2021). ALZ.org/media/Documents/alzheimers-facts-and-figures.pdf.

American Cancer Society. "Infographic: Diet and Activity Guidelines to Reduce Cancer Risk." Accessed May 15, 2021. *Cancer.Org*. Cancer.org/he althy/eat-healthy-get-active/acsguidelines-nutrition-physical-activity-cancer-prevention/infographic.html.

Appleby, Paul N., Gwyneth K. Davey, and Timothy J. Key. "Hypertensi on and Blood Pressure Among Meat Eaters, Fish Eaters, Vegetarians and Vegans in EPIC–Oxford." *Public Health Nutrition* 5, no. 5 (2002): 645–54. DOI:10.1079/phn2002332.

Bouvard, Véronique, Dana Loomis, Kathryn Z. Guyton, Yann Grosse, Fatiha El Ghissassi, Lamia Benbrahim-Tallaa, Neela Guha, et al. "Carci nogenicity of Consumption of Red and Processed Meat." *The Lancet Onco logy* 16, no. 16 (2015): 1599–600. DOI:10.1016/s14702045(15)004 44-1.

Centers for Disease Control and Prevention. "Facts About Hypertensi on." *High Blood Pressure*. Reviewed September 8, 2020. CDC.gov/bloodpr essure/facts.htm.

Centers for Disease Control and Prevention. *National Diabetes Statisti cs Report*. 2020. CDC.gov/diabetes/pdfs/data/statistics/national-diabetes-statistics-report.pdf.

訳者あとがき

ビーガン生活を始めたら、きっと周囲の誰かからこんな質問を受ける。「健康は大丈夫なの？」。実のところ、これに類する問いを生涯で一度も受けないビーガンはいないのではないかと思う。世界には健康的に暮らすビーガンがごまんといるのだから、その健康が危惧されるいわれはないのだが、世間の標準とされる食習慣にのっとらない者は、それだけで体の調子を崩すと思われがちである。また一方、ビーガニズムの考え方に納得しながらも、健康が悪化する可能性を気にしてなかなかビーガン生活に踏み出せない人もいるものと思われる。インターネットにはビーガン食で何の問題もなく暮らせるという情報もある一方、ビーガン食は体に悪いとのうわさ話や、ビーガン生活に挑戦して体を壊したとの体験談もあふれている。ビーガンの食事は栄養学的に問題ないのか、という疑問は、この生活をめぐる大きな争点といえるだろう。

本書はビーガン生活を送っている人々、あるいはこれからその生活を始めようとしている人々を対象に、ビーガンの食事とその栄養学を分かりやすく解説した手引き書である。著者はカナダの公認栄養士で、略歴にある通り、国際的舞台で二〇年にわたりこの分野の教育と研究に携わっている。膨大な情報があふれ返るなか、ビーガン食に関する正しい知識を提供してくれる人物として、これ以上の適任者はいないだろう。ビーガンとして暮らすうえで、どんな栄養素のどんな点に気をつければよいか、また、どんな食材をどれだけ摂ればよいか、といった事柄について、本書は丁寧に教えてくれる。のみならず、人生のさまざまなライフステージに合わせた助言を織り込むことも著者は忘れていない。コンパクトでありながら、これ一冊読めばビーガン栄養学について一通りの基礎知識を得られる内容となっている。倫理的懸念を背景に肉食習慣の見直しが進んでいるいま、本書はビーガン生活への移行を考えているすべての人々にとって強い味方となるに違いない。

著者は主として北米の読者を想定しているため、本書に登場する料理のなかには、日本の人々にあまりなじみがないものもある。しかし重要なのはビーガン食材とそこに含まれる栄養素なので、それさえ分かれば同じ食材を使って日本風あるいは自分流の料理をつくることはおそらくそれほど難しくない。例えば豆腐であればマリネやスクランブルではなく冷やっこの形で食べてもよく、葉物野菜であればスムージーにせず炒め物にして食べるのもよい。ビーガンになったからといって献立をガラリと変える必要はなく、普通は今まで食べていたものから畜産物や水産物を取り除いてそれを別のものに置き換えるだけでよい――肉をきのこや豆類に、牛乳を豆乳に、かつおだしを昆布だしに置き換えるというように。そのうえで本書を参照しつつ、自分に足りないと思われる栄養素を何らかの食材でおぎなう、といったやり方が無理なく健康的なビーガン生活を続けられる方法だろう。もちろん、動物性食品なしの生活に慣れたら、本書や他の情報源を頼りに、これまでつくったことのなかった料理に挑戦してみるのもよい。そうこうしているうちに、きっと惰性的に出来合いの動物性食品を食べていた頃よりも食卓はゆたかになっていく。こうして新たな食材の使い道を学んだり、新たな料理と出会ったりすることは、ビーガン生活の特記すべき醍醐味の一つに数えられる。

訳者が本書を日本に紹介しようと思ったのは、第一に、ビーガンのための簡単な栄養・食事ガイドが必要だと感じたからだった。この小著を頼りに、一人でも多くの人がビーガン生活に挑戦し、その魅力を発信していってくれたらと願う。ビーガニズムは動物たちや世界の人々のことを思って搾取産業に反対する取り組みであるが、そこには搾取産物を消費していた頃には気づかなかった独自の楽しみと喜びもある。これはやってみた人にしか分からない。

そして第二に、本書を訳したのはビーガンに対する世間の風潮を少しでも変えようと思ってのことでもあった。冒頭でも触れたように、ビーガン人口が増えつつある現在、インターネットの言論空間ではビーガニズムへのバッシングが過熱している。そのなかで特に強調されるのが、ビーガン食は健康に悪い、というメッセージである。セレブの誰それが体調を壊してビーガンをやめた、などの情報をまとめたニュース記事もあれば、著者みずからビーガン食に挑戦して病気になった、などと書きつづる記事もある。普通、そうした記事で紹介されているケースをよく調べてみれば、いわれるところの体調不良はビーガン食それ自体に起因するとはいいきれず、むしろ生活パターン全体の問題や極端な偏食によると思われることが多いのだが、根拠薄弱であろうと何であろうと、同趣旨の記事は量産され続けているので、オンライン読者がビーガン食への不信感を強める事態は充分に考えられる。試験的にビーガン給食を導入した学校のことが報じられた際も、子どもの健康を損ないかねないとの理由で炎上騒ぎになった。動物性食品のせいで膨大な健康被害が生じていることはそっちのけで、ビーガン食の問題なるものがさかんに取り沙汰されているのは異様というほかない。こうした風潮は倫理的生活をこころざす人々の足を引っ張る点で有害きわまりないので、そろそろ終わりにしなければならない。

本書はビーガン食が健康に悪いという説への強力な反論材料になる。もしも読者がビーガン生活を始めて、他の人々から健康に関する「尋問」を受けたら、回答に代えて本書を紹介するのがよいだろう。それでもなお反論があるなら、その見解を査読付きの論文で発表してはどうかと勧めるのがよい。現在は肉食社会から菜食社会への移行が進んでいる過渡期に当たるので、ビーガンの人々はもうしばらく世間の逆風に耐えなければならないと思われるが、少なくとも栄養学の分野では、近い将来、ビーガン食が不健康という説が白い目で見られる日が来ることを期待したい。

＊

末筆ながら、本書の出版企画でお世話になった緑風出版の皆さまにお礼申し上げる。また、これまでほとんど病気知らずの健康なビーガン生活を送ってこられたことに関し、母に改めて感謝の意を捧げたい。

二〇二三年一月

井上太一

[著者紹介]

パメラ・ファーガソン（Pamela Fergusson）

カナダの公認栄養士。サブサハラ・アフリカの飢餓と栄養不良に関する研究で栄養学の修士号と博士号を取得。ユニセフや国連世界食糧計画の顧問、およびイギリス、アメリカ、カナダの教育者兼研究者として、20年にわたり栄養学の分野で活躍する。現在はブリティッシュコロンビア州ネルソンの自宅にて通信式のコンサルタント会社を経営。

[訳者紹介]

井上太一（いのうえ・たいち）

翻訳家・執筆家。人間中心主義を超えた倫理の発展ならびにビーガニズムの普及をめざし、関連書籍の翻訳と執筆に携わる。著書に『動物倫理の最前線』（人文書院、2022年）、訳書にシェリー・F・コーブ『菜食への疑問に答える13章』（新評論、2017年）、マーク・ホーソーン『ビーガンという生き方』（緑風出版、2019年）、エリーズ・ドゥソルニエ『牛乳をめぐる10の神話』（緑風出版、2020年）、ロアンヌ・ファン・フォーシュト『さよなら肉食』（亜紀書房、2023年）などがある。

ホームページ：「ペンと非暴力」https://vegan-translator.themedia.jp/

ビーガン食《しょく》の栄養《えいよう》ガイド

2023年3月30日　初版第1刷発行　　定価2200円＋税

著　者　パメラ・ファーガソン
訳　者　井上太一
発行者　高須次郎
発行所　緑風出版 ©
〒113-0033　東京都文京区本郷2-17-5　ツイン壱岐坂
［電話］03-3812-9420　［FAX］03-3812-7262［郵便振替］00100-9-30776
［E-mail］info@ryokufu.com［URL］http://www.ryokufu.com/

装　幀　斎藤あかね
制　作　R企画　　印　刷　中央精版印刷
製　本　中央精版印刷　　用　紙　中央精版印刷　　E1200

ISBN978-4-8461-2302-4　C0036

◎緑風出版の本

■全国どの書店でもご購入いただけます。
■店頭にない場合は、なるべく書店を通じてご注文ください。
■表示価格には消費税が加算されます。

動物の権利入門
わが子を救うか、犬を救うか
ゲイリー・L・フランシオン著／井上太一訳

四六判上製
三五二頁
2800円

必要なのは動物搾取の廃絶である。これまで動物福祉の理論は数多く示されてきたが、本質的な動物の権利を問う文献はなかった。本書は、米ラトガース大学法学院教授で動物の権利運動に決定的影響を与えてきた著者の代表作。

捏造されるエコテロリスト
ジョン・ソレンソン著／井上太一訳

四六判上製
四六八頁
3200円

米国、英国やカナダにおける国家と企業による市民運動・社会運動の弾圧、とりわけ、環境保護運動や動物擁護運動に「エコテロリズム」なる汚名を着せて迫害するという近年の現象について、批判的見地から考察した書である。

屠殺
監禁畜舎・食肉処理場・食の安全
テッド・ジェノウェイズ著／井上太一訳

四六判上製
二九二頁
2600円

監禁畜舎の過密飼育、食肉処理工場の危険な労働環境、スーパーマーケットの抗生物質漬けの肉……。質よりも低価格と利便性をとり、生産増に奔走して限界に達したアメリカ企業の暗部と病根を照らし出す渾身のルポルタージュ！

動物工場
工場式畜産CAFOの危険性
ダニエル・インホフ編／井上太一訳

四六判上製
五六〇頁
3800円

アメリカの工場式畜産は、家畜を狭い畜舎に押し込め、成長ホルモンや抗生物質を与え、肥えさせる。その上、流れ作業で食肉加工される。こうした肉は、人間にも害を与えかねず、そこで働く人々にも悪影響を与える。実態を暴露。